MÉMOIRE

SUR LES

EAUX-BONNES

PAR

ANTOINE BORDEU.

(EXTRAIT DE LA REVUE DES EAUX MINÉRALES.)

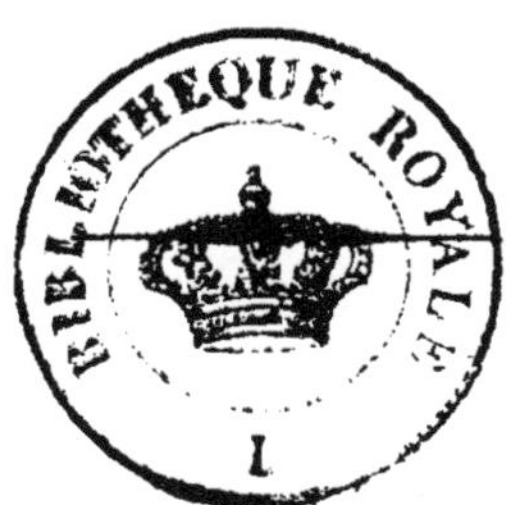

PARIS,

Passage des Panoramas, Galerie Montmartre,

N° 10.

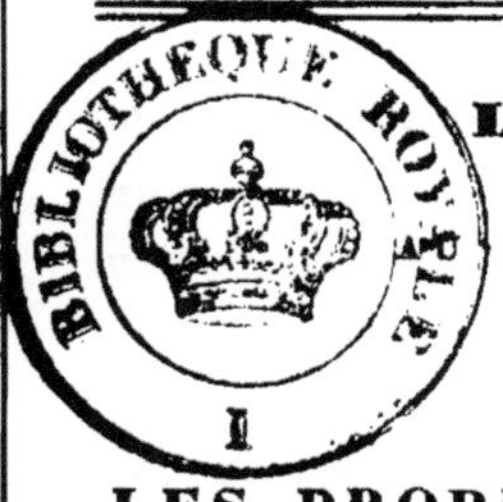

Lettre de Bordeu père,

PREMIER MÉDECIN DU ROI,

SUR

LES PROPRIÉTÉS THÉRAPEUTIQUES

DES EAUX-BONNES.

« J'ai appris de mon fils que vous avez bien voulu jeter les yeux sur le petit ouvrage qu'il a donné au public, au sujet de toutes les Eaux Minérales de la *généralité d'Auch ;* et que vous ne seriez pas fâché de savoir le détail de certaines maladies que nous traitons avec quelque succès, par le moyen des *Eaux-Bonnes* et des *Eaux-Chaudes*, qui sont celles que j'ai été le plus à portée d'employer depuis trente ans environ.

« Je ne crois pas devoir négliger un moment de répondre à votre politesse, d'autant plus qu'elle me fournit l'occasion d'être de quelque utilité à quelques malades qui ignorent les vertus de nos Eaux, et qui ne seront peut-être pas fâchés de savoir ce que pense un médecin qui a passé ses jours, pour ainsi dire, sur les lieux où ces eaux minérales se trouvent.

« Je supplierai les médecins, mes confrères, de me regarder simplement comme un témoin véridique des faits que j'avance; à Dieu ne plaise que je prétende en imposer, ni me donner pour réformateur, ou pour un faiseur de systèmes. Praticien par goût et par étude, autant que par état, il me siérait mal de m'écarter, dans des circonstances délicates, des idées et de la façon d'agir des grands Maîtres.

« En un mot, je me propose de vous faire brièvement un détail de ce qui m'est arrivé dans la pratique au sujet de nos Eaux. Vous verrez par où j'ai passé pour parvenir à un plan fixe sur leur administration, et je vous communiquerai les observations, qui me paraissent mériter votre attention.

« Les Eaux-Bonnes et les Eaux-Chaudes étaient très-connues quand j'arrivai dans le pays, comme médecin. Nos anciens médecins les employaient souvent ; j'ai profité des manuscrits que quelques-uns d'eux ont laissés et de certaines observations que mon père, qui avait étudié en médecine, avait eu soin de ramasser avec quelques-autres curieux du pays et de ma famille.

EAUX-BONNES.

« On ne se servait ordinairement des *Eaux-Bonnes* que pour les vieilles plaies et les ulcères de toutes les espèces ; on ne les employoit que très-rarement pour les maladies internes, et il y avait bien des préjugés dans la façon dont on s'en servait ; personne n'avait travaillé à trouver un système fixe et à mettre chaque observation à sa place.

« Je résolus de ramasser des observations par moi-même et de tacher de les comparer avec quelque fruit : les maladies externes me parurent d'abord mériter mon attention ; j'étais persuadé et je le suis encore que, comme on l'a souvent dit, les maladies du corps ne sont différentes que par leur position ; une tumeur et un ulcère externes sont des maladies parfaitement ressemblantes à une tumeur ou à un ulcère interne, quant aux indications générales qu'il faut remplir.

« Ire Observation. *Plaies simples.* Mille observations me prouvèrent en peu de temps, que les *Eaux-Bonnes* guérissent à merveille toute sorte de vieilles plaies simples et qu'elles procurent des cicatrices que les compressions des chairs, leur suppuration hâtée par les médicamens ordinaires, enfin tous les moyens de l'art ne font jamais mieux. Une plaie simple lavée fréquemment avec notre Eau et couverte d'un peu de linge seulement, se cicatrise d'elle-même en peu de temps.

« Tout le monde connaissait cette vertu de nos Eaux, le peuple s'en servait comme il s'en sert aujourd'hui, dans de semblables cas, sans consulter qui que ce soit.

Ces observations me démontraient que les Eaux-Bonnes sont détersives et *cicatrisantes*, si je puis m'exprimer ainsi ; mais comme il est mille remèdes connus qui peuvent servir pour les plaies dont il est question, et que l'on voit tous les jours, que des méthodes très-contraires réussissent fort bien dans ces cas-là, où les uns emploient des relâchans, tandis que d'autres se servent de toniques ; je crus que cette vertu de nos Eaux n'était ni fort importante, ni fort extraordinaire ; à peine m'a-t-elle mis à même d'épargner des préparations fort vantées et fort compliquées ; il serait à souhaiter que tout le monde pût faire de pareilles épargnes ; mais encore un coup, ceci ne me paraît pas tirer à conséquence, d'une certaine façon ; j'aurais voulu pouvoir en conclure qu'elle est la méthode la plus générale et la plus fixe pour traiter les plaies, et qu'elle sorte de médicamens, il est nécessaire d'employer, il ne m'a pas été possible d'en venir où je voulais ; comme je l'ai déjà dit, les observations se croisent en ceci comme en bien d'autres choses ; le moindre praticien a sa méthode particulière, et ces sortes de préjugés n'étant pas ordinairement fort nuisibles aux malades, il semble qu'on puisse les tolérer.

« IIe Obs. *Les vieilles plaies compliquées.* J'eus lieu de m'apercevoir que nos Eaux réussissent aussi bien dans les plaies compliquées que dans les simples ; les exfoliations des os, celles des ligamens et des tendons se font à merveille par leur usage.

« Ceci est encore très-connu ; et il m'a toujours semblé que le traitement allait plus vîte lorsqu'on employait notre Eau que lorsqu'on se servait des autres remèdes que l'art prescrit ; cependant, la chose revient presque au même ; il est très-vrai que nous avons des remèdes artificiels qui réussissent assez bien dans les plaies compliquées dont je parle actuellement ; mais c'est beaucoup que la nature puisse suppléer à l'art. Je me contente de cette réflexion, pour ne pas dire qu'il serait à souhaiter que ce remède naturel fut plus généralement connu et préféré à ceux que la pharmacie nous fournit ; au moins je dois avouer que tous ceux qui peuvent employer des Eaux Minérales qui ont des vertus semblables à celles dont je parle, doivent s'en féliciter ; c'est aux médecins qui sont à portée, à faire les remarques nécessaires là-dessus.

« IIIe Obs. *Les vieux ulcères.* Tout le monde sait dans notre province que les vieux ulcères, de quelque consistance et de quelque couleur qu'ils soient ; qu'ils se trouvent aux jambes ou ailleurs, guérissent presque toujours, par l'usage de nos Eaux. Il est vrai qu'il y a de ces sortes de maladies qui résistent à notre remède ; mais il en guérit de tant d'espèces, que cette observation me paraît mériter quelque attention ; je crois même qu'il est nécessaire que j'entre dans un détail qui pourra éclaircir quelques maladies internes.

IVe. Observ. *Ulcères avec fièvre.* Un enfant de neuf ans environ, avait le visage, les jambes, les bras et le dos chargés d'ulcères qui jetaient une quantité prodigieuse de sanie ; il avait la fièvre lente, il était maigre, exténué et sans forces ; je l'envoyai aux *Eaux-Bonnes* ; dès les huit premiers jours, de simples douches et quelques injections dans les sinus les plus profonds, nettoyèrent ces ulcères ; la fièvre diminua, et le malade reprenait des forces ; je conseillai l'eau minérale en boisson ; le malade se trouva mieux de jour en jour ; et en moins de deux mois, il se retira sans fièvre ; en état de se tenir à cheval, et ses ulcères étaient cicatrisés.

« Cette observation, que je fis dès l'année 1718, me parut des plus frappantes; elle m'enhardit à faire prendre nos Eaux malgré la fièvre lente, et elle m'apprit que pour aider l'efficacité des injections, il est nécessaire de faire quelque incision, ce que j'ai toujours cru à propos de ne laisser point ignorer, pour tâcher de faire revenir le vulgaire qui, après tout, attend trop, dans bien des cas, de l'usage de nos Eaux. Je commençai aussi à savoir par expérience que lorsqu'on prend les eaux intérieurement pour les maladies externes, à proportion qu'on en use en douches et en injections, on s'en trouve beaucoup mieux, et les cicatrices se font plus vite.

« v^e^. Obs. *Les ulcères calleux*. Je vis des ulcères ronds et bordés d'une substance comme de la corne, se cicatriser par l'usage de notre remède. Il est vrai que j'étais quelquefois obligé de faire couper cette sorte de croûte, plus ou moins dure, que les eaux ne pouvaient ni assouplir ni faire tomber; mais il m'est arrivé aussi de la voir souvent se dissiper et céder la place à des chairs bien constituées qui végétaient de tous les points de l'ulcère.

« vi^e^. Obs. *Les ulcères hideux et variqueux*. J'ai aussi remarqué plusieurs fois que beaucoup de ces ulcères hideux, auxquels on a donné des noms singuliers, perdaient même en beaucoup moins de temps qu'on ne le pourrait croire, l'air horrible et comme *cancéreux* qui les caractérise; les varices qui en étaient ou la cause ou l'effet, se dissipaient au moins en partie.

« viie Obs. *Les ulcères fistuleux*. Enfin les injections de nos Eaux ont réussi très-fréquemment dans des ulcères fistuleux qui auraient exigé qu'on fît des délabremens affreux si on avait voulu employer le fer ou le feu.

« Ces observations me confirmaient dans l'opinion où j'étais que nos Eaux sont un fondant très-efficace, et même assez prompt; et je concluais que l'on pourrait épargner bien des douleurs aux malades dans de certains cas ; cependant je me convainquais de jour en jour que notre Eau n'est pas un remède universel, et qu'il est souvent nécessaire de l'aider par des incisions, comme je le disais plus haut. Mes remarques me parurent devenir intéressantes, puisque je vis guérir par le secours de notre baume naturel, des ulcères et des fistules qui avaient résisté aux traitemens ordinaires.

« VIIIe OBS. *Les ulcères sujets à des récidives.* Il faut avouer qu'il m'arriva de voir à la longue bien de ces ulcères opiniâtres qui ne guérissaient par le moyen des Eaux, que pour un temps ; ils reparaissaient quelques mois et quelques années après ; j'ai même vu que, quoique la partie qui paraissait seule malade fut bien cicatrisée, le sujet n'en allait pas mieux, au contraire, cela m'est arrivé surtout dans ceux qui n'avaient pas pris les Eaux intérieurement.

« *Rapport des ulcères avec les cautères.* Mes preuves, mes réflexions, et le sentiment de quelques auteurs, me firent sentir que rien ne ressemble autant à un cautère que de certains ulcères ; la machine s'est, si l'on peut dire, habituée avec eux ; ils sont les émonctoires qui réparent ses sécrétions, surtout la cutanée ; et il n'est pas douteux que comme lorsque la peau ne fait pas bien ses fonctions, et que la transpiration ne rencontre pas les voies qu'il lui faut, l'on dirige le torrent des excrétions vers une ouverture que l'on pratique, de même la matière de la transpiration et les autres auxquelles elle peut servir de véhicule, se déterminent naturellement vers un vieux ulcère, qui sert de cautère ou d'émonctoire général ; cependant la peau doit se sécher, ses vaisseaux deviennent oisifs ; ils n'ont plus de matière à laisser passer ; qu'on vienne à fermer un ulcère dans ces circonstances, on retient les excrémens ; on l'a souvent observé, il survient des symptômes affreux dans de semblables cas.

IXe OBS. « *L'action des Eaux-Bonnes sur les cautères.* L'action des eaux sur quelques sujets qui avaient des cautères, me faisait faire de nouvelles réflexions : des malades dont les infirmités étaient calmées par un cautère venaient à nos Eaux, elles faisaient, étant prises intérieurement, cicatriser la partie cautérisée et remettaient la santé d'une manière solide et durable. N'est-il pas naturel de penser qu'elles faisaient ces effets en rétablissant des voies auxquelles les cautères suppléaient?

Sur ce pied là, je concluais que, puisque dans de certains ulcères il est souvent moins essentiel de songer à la partie affectée, qu'aux autres excrétoires qui sont oisifs, il n'est pas étonnant de voir des récidives et des suites fâcheuses, lorsqu'on ne s'attache qu'à des remèdes locaux qui n'opèrent pas sur toute la machine ; j'entrevoyais les raisons pour lesquelles il y a des ulcères incurables, et qu'il est dangereux de ne pas abandonner à eux-mêmes ; enfin je ne doutai plus qu'un médicament qui devait faire des changemens notables sur les excrétoires de la peau, et sur tous les autres, ne dût avoir quelque activité, et faire quelque effort sur la machine ; car s'il n'avait pas plus de force, par exemple que la matière de la transpiration, il se laisserait conduire vers la partie affectée, il cèderait aux mouvemens auxquels la machine s'est pliée elle-même, au lieu qu'il doit aller, pour ainsi dire, réveiller mille excrétoires engourdis.

« L'occasion de faire usage de ces remarques, toutes fondées sur la pratique, se présentera dans la suite ; j'ajouterai ici seulement : 1° que des expériences que je détaillerai ailleurs m'ayant prouvé que nos Eaux étaient très-supportables prises intérieurement, je les ordonnai pour les vieux ulcères autant et plus en boisson qu'en lotion ; je me suis toujours fort bien trouvé de ma méthode, qui est même répandue dans le public aujourd'hui ; 2° il me fallut travailler long-temps pour détruire les préjugés des malades qui étaient fort pressés, et qui ne donnaient pas au remède le temps d'agir ; j'ai appris par mille expériences combien il est ridicule de fixer le temps pendant lequel on doit user de nos Eaux, qui n'agissent quelquefois qu'à la longue.

« Enhardi par le succès et par les guérisons de bien des fistules aux extrémités, et même à plusieurs parties du tronc, fondé d'ailleurs sur des traditions que la pratique m'a appris à ne pas mépriser autant qu'on le fait communément, je crois pouvoir appliquer notre remède aux abcès et aux fistules du fondement, qui, après tout, sont très-semblables à celles des autres parties.

« x^e Obs. *Abcès fistuleux au fondement.* Un sujet d'un tempérament sec et mélancolique, eut une tumeur au fondement; les signes de suppuration ayant paru, on fit l'ouverture, il sortit beaucoup de matière purulente, et même des excrémens; la sonde pénétrait bien avant, et l'ouverture interne était fort éloignée du bord de l'anus; il sortait des excrémens à chaque pansement, et, on songeait à une opération qui put emporter les chairs baveuses et mollasses, et le fonds duquel elles sortaient, qu'on jugeait fort mauvais; je conseillai l'usage des Eaux-Bonnes en injection et en boisson, et le malade vit encore sans aucune incommodité qui ait quelque rapport à cet abcès.

« xi. obs. *Abcès fistuleux considérable au fondement.* Une tumeur au bord de l'anus avec douleur pulsatile, difficulté d'aller à la selle, avec des urines brûlantes, une fièvre vive, des rapports etc. vint à suppurer, et s'ouvrit d'elle même; il sortit beaucoup de matières purulentes, la fièvre et les autres accidents diminuèrent; mais comme le malade dépérissait de jour en jour, je le fis sonder et le sondai moi-même : le boyau était percé en dehors et en dedans; il y avait des callosités et des clapiers; je proposai l'opération qui fut faite dans les règles, et nous découvrîmes plusieurs sinus qui s'étendaient fort avant le long du rectum; il était dangereux de porter l'instrument plus loin, nous injectâmes les *Eaux-Bonnes* dans la plaie; il fallait un pot d'eau chaque fois; elle pénétrait dans l'intestin et le remplissait; les accidents diminuèrent insensiblement, la plaie se cicatrisa, et le malade fut parfaitement guéri. Au bout de deux mois, il fut en état de monter à cheval. Je lui faisais prendre l'eau minérale en boisson ordinaire ; il voulut même en faire son pain et son bouillon.

« Qu'on ne dise pas que l'on voit tous les jours de pareils cas dans la pratique ; combien n'en voit-on pas qui tournent mal, dans lesquels il faut multiplier les incisions sans qu'on puisse éviter ou la mort ou les fistules ! Je ne prétends pas dire que nos Eaux sont un spécifique unique pour ces sortes de maladies, mais au moins il m'est permis d'avancer qu'elles sont d'une ressource très commode dans bien des cas, et qu'il en est dans lesquels ces eaux minérales ou celles qui leur ressemblent peuvent seules remplir toutes les indications ; ne puis-je pas aussi conclure qu'il paraît qu'on compte trop communément sur des remèdes qui n'agissent que sur la partie qu'ils touchent ; on s'attache jusqu'au scrupule à chercher des méthodes les plus commodes de tamponer, de couvrir et de remplir une plaie ; cependant tout dépend souvent des remèdes internes ; ce sont eux à proprement parler qui dirigent la pousse des chairs, et qui rétablissent surtout l'ordre des excrétions.

XIIe Obs. — *Abcès fistuleux très compliqué au fondement.* Un gentilhomme d'un tempérament sanguin et bilieux fut sujet dès sa jeunesse, à des attaques de goutte des plus violentes, et qui étaient fort fréquentes ; ayant long-temps supporté cet état avec une constance sans égale, jusqu'à composer de jolis vers dans le fort de sa douleur, il s'avisa, vers l'âge de soixante cinq ans, d'user d'une poudre qu'on lui donna pour spécifique et qu'il prit pendant quarante jours ; la goutte disparut : on se félicitait du succès, mais le calme ne dura guère : la tête s'appesantit ; il survint des vertiges violens ; et cet état dura près de deux mois ; des sueurs copieuses dégagèrent la tête ; mais elles devinrent continuelles, et affaiblirent absolument le malade ; en vain tachai-je de rappeler le mouvemens ou les secousses de la goutte ;

les sueurs diminuèrent et il survint au fondement une pesanteur à laquelle succèda une tumeur très douloureuse qui suppura et qui fut ouverte ; le boyau se trouva percé ; les matières fécales sortaient par la plaie, et les injections par l'anus ; on proposa l'opération de la fistule ; je n'en fus pas d'avis ; l'âge du malade, le danger que je trouvais à lui fermer cette sorte de cautère, et l'espérance que j'avais dans l'efficacité de nos Eaux, meconfirmaient dans mon opinion ; je fis prendre les eaux en boisson et en injection ; l'ouverture du boyau se ferma à la longue, la plaie se consolida parfaitement ; le malade faisait fréquemment usage de notre remède ; il a eu quelque attaque de goutte, mais d'une manière très supportable ; il a vécu jusqu'à l'âge de quatre vingt quatre ans.

« Je crois cette observation bien importante pour ce qui regarde la goutte ; je ne la regarde actuellement qu'en tant qu'elle a du rapport aux abcès fistuleux dont il est question ; et elle me conduit à ce que j'ai à dire sur les fistules au fondement.

XIIIe Obs. *Fistule incomplète.* L'opération de la fistule était déterminée par de bons maîtres pour un malade que je vis la veille qu'on devait la faire ; le sinus était peu profond ; le temdérament du malade, les hémorroïdes auxquelles il était sujet, et la peur qu'il avait du couteau, me firent demander terme ; je crus qu'on pouvait essayer nos Eaux ; le malade en usa en injections et en boisson pendant quelques semaines. Il guérit et et engraissa ; il devint vigoureux, il l'est encore et n'a d'autre incommodité que les hémorroïdes.

XIVe Obs. *Fistule complète.* On me fit voir un malade qui avait été sujet aux hémorroïdes dont quelques unes suppuraient et dégénérèrent en fistule, qui était, lorsque je la vis, ancienne et complète avec des bords assez cailleux ; on devait faire l'opération le lendemain de ma visite ; je conseillai de la différer ne fut-ce que pour s'y disposer par l'usage de nos Eaux ; l'avis fut goûté ; le malade prit les Eaux en boisson, en injections, et il fut parfaitement guéri en moins d'un mois, sans qu'il fallut faire la moindre incision ; il a joui depuis d'une santé parfaite.

XVe Obs. *Autre fistule complète*. M. *** était à la veille de se faire faire l'opération pour une fistule à l'anus qui pénétrait dans l'intestin ; sa famille alarmée sur l'évènement de cette opération m'ayant consulté, je conseillai les injections d'Eaux-Bonnes ; on en usa pendant quelque temps, et enfin le malade guérit sans opération.

XVIe Obs. *Fistule très compliquée*. Une tumeur survenue au fondement en conséquence d'une chute, vint à suppurer ; il s'y fit des clapiers qui pénétraient dans l'intestin et qui allaient jusqu'au coccix et l'extrémité du sacrum qui se carièrent ; le délabrement était affreux ; le malade ne voulut jamais se résoudre à supporter les traitemens nécessaires ; on le conduisit aux Eaux-Bonnes dont il usait sans être dirigé par un homme du métier ; il revint aux Eaux pendant deux saisons, et enfin la cicatrisation se fit à merveille ; il n'y avait, lorsqu'il fut vu par des connaisseurs, qu'une petite portion du sacrum à exfolier ; le reste était cicatrisé, il n'y avait plus de fistule.

Il me serait aisé d'ajouter d'autres observations à celles que je rapporte ; celles que j'ai choisies me paraissent suffisantes ; mais je ne dois pas oublier qu'il y a des fistules au fondement qui ont résisté à l'action des eaux ; on en trouve tous les jours d'incurables, et qui résistent à l'opération et aux méthodes les plus vantées ; par quelle prérogative nos Eaux seraient-elles un spécifique assuré? nous croyons qu'elles peuvent suffire dans certains cas ; il semble que cette vérité étant bien constatée, on est en droit de comparer notre méthode à celle de l'opération.

D'une part l'opération est douloureuse, la fièvre de suppuration n'est que trop souvent dangereuse, et enfin il est des fistules qu'on ne saurait opérer ; d'autre part le traitement par les

Eaux est long et ennuyeux ; s'il est plus doux, peut-être n'est-il pas aussi sûr. Ce serait pour ainsi dire au malade à choisir, si on ne faisait attention qu'à ce que je viens de rapporter.

Mais il est bien d'autres raisons qui doivent, ce me semble, déterminer pour nos Eaux la plupart des fistuleux qui seront à même de pouvoir en user, si la fistule est légère et peu profonde, pourquoi se presser d'avoir recours au fer? si elle est récente, les chairs de ses bords ne sont pas devenues calleuses; elles pousseront, pour peu que nos Eaux les excitent, et quand elles seront calleuses, les observations prouvent qu'elles s'assouplissent par notre remède; si au contraire la fistule est ancienne, profonde et à clapiers, l'instrument ne peut pas toujours être porté assez loin ; les délabremens qu'il faut faire sont très considérables.

Sur le tout, pour ne pas insister sur des raisonnemens qu'on peut rétorquer, c'est ici que les remèdes intérieurs doivent être pour leur bonne part dans le traitement ; la pratique prouve que la plupart des fistuleux sont mélancoliques ; ils ont été sujets aux hémorroïdes, ou ils le sont encore ; leur fistule est un égout qui donne passage aux excrémens qui ne sauraient traverser la peau, qui est communément serrée et sèche dans ses sujets. Leur foie est mal constitué ; leur estomac fait mal son devoir ; en un mot, ils ne vivent souvent que par la fistule ; vous la prenez pour une maladie, elle n'est qu'une simple incommodité ; la nature n'a qu'une pareille ressource, vous la lui ôtez par l'opération ; dès que la plaie que vous faites dans toutes les règles se cicatrisera, que deviendront les sucs qui s'évacuaient autrefois par cette porte? combien n'y a-t-il pas de malades qui après avoir vécu long-temps avec la fistule, se font enfin opérer et succombent à l'opération ou à ses suites.

Il est évident qu'il s'agit dans ce cas là, de rétablir les coloris, et de diriger les sucs vers leur destination naturelle ; un remède pris intérieurement travaille peu à peu ; il agit sur les humeurs ; il heurte à toutes les portes ; et comme nos Eaux portent beaucoup à la transpiration et dégagent tous les sécrétoires, il n'est pas douteux qu'elles ne conviennent ; la raison appuie ce que les observations démontrent.

Cependant qu'on ne s'y trompe point, les Eaux-Bonnes ne guérissent pas toutes les fistules ; il en est dans lesquelles l'opération est nécessaire ; il en est d'incurables ; nous sommes obligé de faire quelque ouverture, pour que les injections pénètrent assez avant, et pour que l'écoulement de la suppuration qu'elles augmentent au commencement, puisse se faire aisément.

Enfin je n'oublierai pas de remarquer que l'on s'est servi de nos Eaux transportées, dans la plupart des cas dont je parle, preuve évidente qu'elles conservent assez de vertu, quoiqu'elles en perdent beaucoup, comme tout le monde le sait.

Comme presque tous les malades dont je viens de parler étaient assez vigoureux, je crus que l'effet que nos Eaux produisaient sur leurs plaies et sur leurs ulcères, ne m'indiquaient pas assez la force de notre remède ; je voulais savoir si des malades, plus faibles que ceux dont j'ai parlé, pourraient le supporter ; les observations suivantes m'apprirent à quoi je devais m'en tenir.

XVIIe OBS. *Abcès à la suite des maladies aiguës.* Un paysan, âgé d'environ vingt-cinq ans, eut une pleurésie ; il cracha peu, et presque point de sang ; il fut saigné dix-huit fois et purgé dix à douze dans l'espace de vingt-huit à trente jours ; la douleur du côté s'apaisa ; la fièvre se calma ; elle devint lente avec de légers redoublemens et des sueurs nocturnes ; le malade était très faible ; ses pieds devinrent œdemateux ; l'enflure monta jusqu'au bas ventre ; les remèdes ordinaires furent inutiles ; je trouvai un léger gonflement sur le cartilage xiphoïde ; j'y fis appliquer des suppuratifs qui procurèrent quelque fluctuation ;

le cas était délicat; après bien des discussions, nous fumes d'avis de plonger le trois-quarts dans la tumeur; le pus sortit avec violence; nous fimes les incisions nécessaires, et nous tirâmes un pot de matière purulente; la fièvre allait toujours son train; le malade paraissait être sans ressource: je découvris une tumeur sur la dernière des fausses côtes; je sentis une fluctuation; il fallut faire une autre ouverture, et l'on vida plus de trois pots de *purulences;* je fis injecter de notre Eau dans ces ulcères; elle ressortait au commencement très chargée; elle revint naturelle et bien claire dans la suite, et au bout de huit jours, il sortit un espèce de sac membraneux, épais et pourri. Dès les premiers jours les enflures diminuèrent, et elles se dissipèrent enfin; la fièvre cessa; le malade, qui buvait aussi de nos Eaux, fut en état d'agir avant deux mois, et il vit encore sans aucune incommodité.

XVIIIe OBS. *Autre dépôt.* Un gentilhomme, âgé de 50 ans, fut malade pendant quelque temps d'une pleurésie qu'il traita lui-même; il me fit appeler; je le trouvai pâle, décharné et très-faible; sa peau était sèche, ses mains brûlantes, son ventre tendu, ses pieds et ses jambes fort œdémateux, il avait le cours de ventre et une toux continuelle, lors surtout qu'il se couchait sur le côté gauche où il n'aurait pu rester deux minutes sans crainte d'étouffer. J'aperçus quelques veines comme variqueuses et très-superficielles entre les vraies côtes moyennes du côté droit; j'y fis appliquer un emplâtre de poix de Bourgogne; à ma seconde visite, l'entre deux des côtes, sous l'emplâtre, était bouffi et œdémateux; nous fîmes une incision sur cette tumeur, et nous plongeâmes l'instrument jusques dans la cavité de la poitrine, il sortit une quantité prodigieuse de matière purulente comme de la lie; nous plaçâmes une tente dans l'ouverture, et je prescrivis des injections de notre Eau; le malade en usa aussi en boisson; il fut sur pied *dans six semaines*, et la plaie fut cicatrisée.

« Rien ne me frappait tant dans ces sortes d'observations, que le prompt soulagement que notre remède opérait sur les malades extrêmement faibles, et avec la fièvre lente ; on ne voit que trop dans la pratique ordinaire combien ces fontes copieuses sont de longue durée, et combien il est difficile de soutenir les forces et les digestions. Je me félicitais aussi de ce que les Eaux n'avaient pas trop d'activité pour des sujets faibles et délicats ; j'espérais faire usage de mes observations, et je crus enfin savoir pour une bonne fois, à quoi m'en tenir sur l'usage que nous devions faire de notre baume dans les plaies et les ulcères ; son effet sur les fistules des articulations et celles du voisinage des os, dont je vais parler, m'indiquait encore mieux combien il était pénétrant et propre à s'insinuer jusqu'aux moindres petits vaisseaux.

« XIXe OBS. *Ulcère vers les articulations.* La tradition nous apprend qu'un roi de Castille, ayant été blessé au-dessous de la cheville du pied et que la plaie n'ayant jamais pu être consolidée à cause des exfoliations des ligaments et os, le roi fut obligé de venir à nos Eaux, dont l'usage lui fut si salutaire, qu'il y trouva sa guérison dans l'espace de quarante jours, en trempant son pied deux fois le jour (1).

« Je choisis cet exemple entre plusieurs plus frappans que je pourrais rapporter pour prouver combien les vertus de nos Eaux sont connues depuis longtemps.

« XXe OBS. *Autre ulcère de la même espèce.* Un enfant de douze ans, ou environ, affligé depuis plus d'un an d'un ulcère au pied qui était survenu à la suite d'une tumeur inflammatoire, était tombé dans un desséchement qui était un vrai marasme ; en vain employait-on tous les secours de l'art, il se forma des ulcères

(1) Je tire cette observation et trois ou quatre autres, d'un manuscrit que nous a laissé M. de Minvielle, médecin d'Oloron, dans le siècle passé.

multipliés et l'enfant allait tous les jours de mal en pis ; il ne donnait plus aucune espérance, on le porta aux *Eaux-Bonnes ;* y ayant bu, s'y étant baigné et fait doucher pendant quinze jours seulement, il se retira en parfaite santé ; ses ulcères furent consolidés, son embonpoint revint et il le conserve encore aujourd'hui.

XXIe OBS. *Autre.* Un paysan reçut un coup violent sur le sternum ; il ne fut pas possible d'éviter la suppuration ; le sternum se caria ; il se fit un dépôt derrière cet os ; on le vida à travers le sternum lui-même qui était percé à jour, soit qu'il fut séparé ou fracturé, ou que la carie l'eut rongé totalement ; les exfoliations se firent en peu de temps ; par le moyen de nos Eaux, la plaie fut cicatrisée, et le malade qui était en fièvre lente, extrêmement faible et très-maigre, se refit parfaitement.

XXIIe OBS. *Autre.* Un jeune homme fit une chute où l'articulation du genou souffrit beaucoup ; il survint des gonflemens, des suppurations sourdes, avec des douleurs affreuses ; il s'y fit des trous d'où sortaient des matières qui paraissaient mêlées avec la sinovie ; cependant l'articulation perdit beaucoup de son mouvement, et sans qu'elle fut tout-à-fait ankilosée elle était fort gênée ; nos douches et les injections lui remirent le genou en assez bon état ; il est vrai qu'il reste un gonflement léger, et un raccourcissement de certains tendons.

« J'ai vu souvent que nos Eaux calment efficacement les douleurs vives qui surviennent à ces sortes d'abcès dans les articulations ; il y a aussi des espèces d'érysipèles œdémateux qu'elles dissipent ordinairement. Quant aux gonflements des os, aux caries dans les articulations et aux ankyloses ; s'il y a bien de ces maladies qui sont au moins diminuées de beaucoup, il y en a qui résistent opiniâtrement. Nous sommes tous les jours à même de voir manquer notre remède, surtout sur les gens du peuple, soit qu'ils ne veuillent pas permettre qu'on fasse les incisions nécessaires, soit qu'ils ne soutiennent pas l'action des Eaux par d'autres médicaments, soit enfin que les dispositions écroueleuses qui ne laissent pas que d'être communes dans nos montagnes, résistent à notre fondant, ni plus ni moins qu'à tous les autres connus.

« XXIIIe. Obs. *L'action des Eaux sur les cicatrices.* Les cicatrices calleuses, douloureuses et de mauvaise couleur, sont toujours assouplies et relâchées par nos douches qui les font rouvrir de nouveau, s'il est resté quelque corps étranger dans les chairs; cet effet démontre combien notre Eau est pénétrante ; elle s'insinue jusque dans les derniers capillaires, même lorsqu'ils sont engourdis, et elle les réveille et leur redonne la force par laquelle ils doivent se défaire des sucs qui croupissent dans leur intérieur ; je ne crois rien avancer de trop en comparant les cicatrices ou même les callosités des ulcères, à des espèces de tumeurs que notre fondant résout ordinairement ; celles mêmes des articulations ne lui résistent pas toujours, et tout le monde sait qu'elles sont des plus opiniâtres.

Ce n'est pas ici le lieu de parler des effets des Eaux sur les liqueurs extravasées, il me suffit de remarquer ce qu'elles font sur les humeurs qui croupissent dans des vaisseaux qui sont eux-mêmes desséchés.

« XXIVe. Obs. *L'action des Eaux sur les tumeurs.* Je craindrais, Monsieur, de vous importuner si j'entrais dans des détails inutiles pour vous parler du nombre prodigieux de tumeurs que nous voyons tous les jours fondre et résoudre par l'usage de nos Eaux ; en un mot il n'en est pas beaucoup qui leur résistent à moins qu'elles ne soient de vrais cancers, des tumeurs vraiment écrouelleuses, ou des squirres, ou enfin qu'elles ne soient fomentées par quelque levain particulier ; d'ailleurs, comme la plupart des tumeurs graves sont des tumeurs internes, il est nécessaire que je place plus loin mes observations sur la résolution des tumeurs.

2

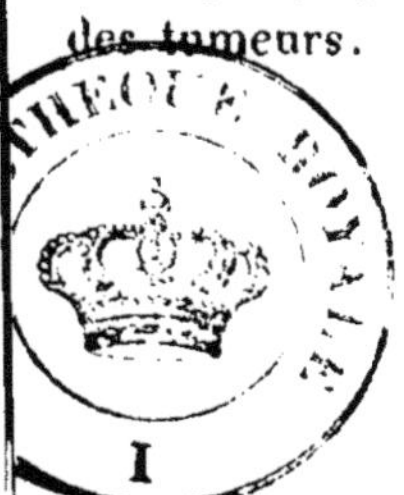

« XXVe. Obs. *Effets des Eaux comme topiques, sur la peau.* Toujours occupé de l'idée que j'avais de faire prendre nos Eaux pour des maladies qu'on nomme communément internes, je voulus savoir ce qu'elles faisaient sur la peau comme topiques simplement; j'observai qu'elles la relâchent beaucoup plus que l'eau chaude ordinaire ; elles la rendent souple, grasse, douce, mollette, et ces impressions se conservent assez long-temps; elles l'échauffent encore surtout lorsqu'on les applique en douche ; elles la font transpirer assez abondamment; ce qui paraît surtout dans ceux qui se couchent en sortant du bain ; enfin elles la d'étendent au point que des parties dans lesquelles on sent des douleurs ou des chatouillemens dans l'air, sont insensibles dans l'eau ; les vibrations irrégulières des fibres sont suspendues.

Effet sur les parties douloureuses. Ce qui paraît bien mieux encore dans les douleurs et les convulsions ; car on a vu quand l'occasion s'est présentée, des maux de dents calmés par les douches et les gargarismes ; les douleurs rhumatisantes et sciatiques, comme les crampes et de certains engourdissemens, se dissipent ordinairement dans le bain ; tout est apaisé ; heureux les malades si les douceurs qu'ils sentent duraient long-temps ; mais leurs douleurs reviennent lorsqu'ils s'exposent à l'air, et il y en a de si profondes que les Eaux n'y font rien ; on en trouve aussi de superficielles qui résistent ; mais il est question de ce qui arrive le plus souvent.

Effets sur les dartres. Quoique les dartres de toute espèce ne soient que de petits ulcères différemment compliqués et multipliés, elles résistent communément aux remèdes ordinaires qui guérissent les autres ulcères ; elles cèdent souvent aux Eaux-Bonnes, mais il faut l'avouer, elles sont sujettes à des récidives soit que l'humeur ne soit pas épuisée et totalement évacuée par notre remède, soit que la disposition qui entretient les dartres soit organique et demande par conséquent des changemens notables et des révolutions dans la machine, comme les vieux ulcères dont je parlais plus haut; il est sûr néanmoins qu'il n'est point de dartre qui ne soit fort adoucie par nos Eaux ; et je ne doute point que si les malades voulaient se résoudre à un certain régime, on ne pût venir à bout de déraciner ces incommodités opiniâtres, mais j'ai vu ordinairement que tous les sujets *dartreux* sont inquiets, vifs et peu constans dans leurs entreprises, de façon qu'ils s'impatientent souvent trop tôt ; j'ai pourtant vu des dartres guérir parfaitement par le moyen de nos Eaux.

Effets sur les parties amaigries. Enfin j'ai souvent vu des parties extrêmement amaigries à la suite de certaines chutes ou de certaines maladies internes, reprendre leur vie et leur mouvement par l'usage des douches ; ces dispositions qui semblent être des marasmes particuliers, résistent souvent à tous les remèdes ; les Eaux les guérissent ; preuve évidente qu'elles pénètrent la partie malade, qu'elles vont fouiller jusqu'aux plus petits recoins où les humeurs croupissent, et qu'elles assouplissent les solides étranglés et séchés dans différens points, sans les faire tomber dans le relachement ; en un mot elles rétablissent entre les vaisseaux et les liqueurs l'équilibre qui fait la vie et la santé.

XXVIe. Obs. *Effets des Eaux sur les personnes saines.* Muni de toutes les observations dont je viens d'avoir l'honneur de vous parler, je crus être en droit de hazarder nos Eaux pour des maladies internes ; quel que fut l'éloignement du public, j'y étais d'autant plus porté, que la tradition m'avait appris que nos anciens médecins s'en étaient déjà servis comme je prétendais le faire. Ne voulant rien avoir à me reprocher, et voulant savoir plus évidemment s'il y avait quelque partie marquée sur laquelle les Eaux portaient, je pris moi-même quelques verres d'Eau me portant à merveille, et j'en fis prendre à d'autres personnes de tout âge et de tout sexe : voici ce que l'on sentit ; la chaleur augmenta comme la transpiration, qui allait dans quelques uns jusqu'à la sueur ; on se sentit plus léger et plus dispos ; l'appétit augmenta ; il y en eût qui sentirent des gonflemens qui causaient comme des embarras à la poitrine ; les uns tombaient dans l'assoupissement ; d'autres devenaient gais ; on ne fut pas purgé ; on urina plus qu'à l'ordinaire ; d'ailleurs il n'y eut point de fonctions dérangées ; on sentit à peu près les effets que l'on sent par l'usage du café, ou par celui de certains vins légers lorsqu'on n'y est point habitué ; ces observations ne se firent pas toutes dans un jour ; c'est le résultat de ce que j'eus lieu de remarquer sur plusieurs sujets.

On m'objectait que les viscères ne sauraient supporter l'action de notre fondant, qu'ils étaient délicats, bien différents des parties extérieures ; objection pitoyable, à laquelle je n'aurais fait aucune attention, si elle ne m'avait été faite par des confrères attachés à des idées qu'on ne détruit qu'à la longue, lorsqu'elles sont, par malheur du goût du vulgaire ; je leur répondais par des observations semblables aux suivantes.

XXVIIe OBS. *Ulcère à la vessie*. Une demoiselle de condition fut attaquée vers l'âge de 18 ans, d'un ulcère à la vessie, qui la faisait souffrir beaucoup, empêchant le cours des urines, et qui la maigrissait à vue d'œil. Après avoir consulté les médecins les plus fameux de *Dublin* et pratiqué toute sorte de remèdes sans aucun soulagement, on lui fit passer la mer ; elle vint chez ses parens ; *M. Borie* et moi fixâmes notre principale ressource dans nos Eaux ; nous lui en fîmes injecter dans la vessie pendant plus de deux mois, et plus d'une fois par jour ; on en usait aussi en boisson ; enfin, elle se rétablit insensiblement et elle retourna dans son pays parfaitement guérie.

« XXVIIIe OBS. *Ulcère au gosier*. Nous trouvons souvent dans nos montagnes des ulcères singuliers à la bouche ; on les prendrait pour un mélange de vérole et de scorbut ; on prétend qu'ils sont contagieux et que le virus porte presque toujours au gosier ; j'en ai vu qui résistaient à toute sorte de remèdes ; les hommes, les femmes et les enfans en sont quelquefois même attaqués ; il est des familles entières qui en sont infectées. Il m'est arrivé d'en voir qui étaient au moins *calmés* par des gargarismes de nos Eaux ; ils ne faisaient pas des progrès comme ils en font communément, car ils rongent toute l'arrière bouche, le palais et la base de la langue, comme de vrais cancers. Nos Eaux ont arrêté quelquefois cette horrible maladie ; elles ont paru cicatriser les parties, ou du moins elles ont empêché les progrès que des topiques de toutes les espèces et d'autres médicamens combinés de toutes les façons possibles ne pouvaient arrêter ; je dois pourtant faire observer que ces ulcères sont quelquefois si malins que rien ne les arrête.

« XXIXe Obs. *Ulcères aux intestins.* Des ulcères aux intestins qui avaient succédé à des dyssenteries malignes et qu'il avait été impossible de cicatriser par les remèdes ordinaires, le furent en peu de temps par des injections de nos Eaux ; elles m'ont aussi très-bien réussi dans des fins de dyssenterie où il reste des tubercules, des gales et de petites gerçures dans la cavité du rectum. J'ai eu lieu d'en être satisfait dans de certains écoulemens hémorrhoïdaux immodérés, et rebuté des remèdes ordinaires dans ces cas, j'ai toujours regretté les pauvres malades qui ne s'étaient pas servi de nos injections.

« XXXe Obs. *Les fleurs blanches.* Ne m'est-il pas permis de regarder les fleurs blanches comme un écoulement dont la source peut-être prise pour des ulcères ? Ce qu'il y a d'assuré, c'est que nos injections m'ont réussi dans bien de ces cas ; il est vrai qu'on usait de ces Eaux en boisson. Quoiqu'il en soit, cette observation et les trois précédentes prouvent évidemment que les viscères s'accommodent fort bien de nos Eaux même comme topique, à plus forte raison les supportent-ils lorsqu'elles leur sont apportées par les voies de la circulation, c'est précisément là ce que je voulais démontrer.

« Je me crus enfin en droit de donner nos Eaux pour des maladies dont le siége n'était pas sujet à la vue, je me reprochai même en quelque façon le temps que j'avais perdu ; j'aurais pu avancer plus vîte, mais ne voulant rien donner à l'opinion, j'allai toujours d'expérience en expérience et comme en tâtonnant.

« XXXIe Obs. *Maladies de l'estomac*. Il était nécessaire que je me convainquisse que l'estomac s'accommode de nos Eaux ; je savais que celui des personnes qui sont en bonne santé, les supporte très-bien, (obs. 26e) c'était beaucoup, c'était au moins assez pour essayer; je le fis dans des coliques, des vomissemens opiniâtres, des pertes d'appétit et bien d'autres incommodités auxquelles le viscère a bonne part ; la plus grande partie de ces maladies, les dégoûts, les dispositions aux indigestions et à des gonflemens, les poids et les douleurs qui suivent les digestions pénibles, guérirent parfaitement. Il suffira que je détaille quelques observations sur cette matière.

« XXXIIe Obs. *Lienterie*. Une princesse du Béarn eût autrefois une lienterie pour avoir mangé des melons et d'autres fruits ; elle guérit par l'usage de notre stomachique. Je ne crois pas plus qu'il ne faut à ces traditions ; il me suffit d'avoir vu de pareilles maladies qui cédaient à notre remède.

« XXXIIIe Obs. *Diarrhée*. Un gentilhomme fut attaqué d'une diarrhée qui dura pendant six mois ; il fit beaucoup de remèdes inutilement, sa maigreur devint extrême ; ses forces diminuèrent, il dépérissait tous les jours. Il se munit à Montpellier d'une consultation où on lui prescrivait des remèdes pour un an au moins, je regardai cette longue dissertation comme un monument des ressources des Grands Maîtres de l'art; je conseillai simplement l'usage de nos Eaux, je le soutins par celui de quelques bains ; dès les premiers jours, la diarrhée diminua ; l'estomac reprit des forces, l'appétit revint et le malade fut en moins de *six semaines* en état d'aller joindre son régiment.

« XXXIVe OBS. *Des digestions extrêmement pénibles.* Une fille pâle, faible, bouffie et ennuyée de la vie par mille incommodités, se plaignait surtout de certaines douleurs, de gonflemens affreux et de cruels vomissemens qui suivaient irrégulièrement ses repas ; elle était extrêmement faible et n'avait trouvé aucun soulagement dans les remèdes ordinaires; elle prit le nôtre, et au bout de quinze jours environ , son appétit fut réglé, son estomac fut remis, elle reprit ses forces et fut parfaitement guérie.

« Je place cette observation au rang des maladies de l'estomac ; il y avait sans doute bien des complications dans ce cas; c'était, si l'on veut, de ces indispositions propres au sexe ; des vapeurs dans lesquelles l'estomac est toujours plus ou moins en faute.

« J'ajouterai une fois pour toutes que je n'ai rien trouvé de meilleur que nos Minérales pour la *chlorose* et ses suites; il serait ridicule d'entrer dans des détails sur cette matière ; il n'est point d'Eau minérale qui ne passe pour plus ou moins efficace

« Une fille d'un tempérament lâche et spongieux, eût la fièvre avec un point de côté violent, accompagné de crachement de sang ; les symptômes diminuèrent, par les remèdes généraux, la douleur qui était du côté de la rate résista, et ce viscère se gonfla prodigieusement ; les Eaux-Bonnes dissipèrent ce gonflement en peu de temps.; la malade s'en rebuta, elle les quitta ; sa rate se gonfla de nouveau ; il fallut avoir recours au remède qui avait déjà réussi et qui dissipa encore la grosseur. On le quitta cependant encore une fois, et le gonflement de la rate, qui ne manqua pas de revenir, fut accompagné cette fois d'enflure et d'une bouffissure presque générale qu'on ne dissipa qu'à la longue et difficilement en aidant les Eaux par les remèdes ordinaires ; enfin la fille se remit.

« Telle fut autrefois, aux récidives près, la maladie dont une princesse de notre auguste maison de Béarn guérît par le secours des Eaux-Bonnes.

Pour ces incommodités, il n'en est point où les baigneurs mêmes ne fassent plus de cures, j'ose le dire, que les plus grands Maîtres qui n'emploient pas les Eaux.

« XXXVe Obs. *Tumeurs à la rate.* Passons aux autres maladies des autres viscères du bas-ventre : les gonflemens de la rate qui sont si ordinaires et souvent si opiniâtres, se dissipent presque toujours par l'usage des Eaux, celui des douches et des bains ; j'en ai vu dans des enfans et des adultes de l'un et l'autre sexe, et j'ai observé que ces tumeurs, soit qu'elles soient des bouffissures avec ou sans douleur, et des battemens irréguliers, des tiraillemens et les autres suites ordinaires de ces incommodités, soient qu'elles soient des tumeurs plus ou moins dures et circonscrites, résistent plus à tout autre remède qu'au nôtre, qui, cependant ne réussit pas toujours, c'est apparemment dans les vrais squirres.

XXXVIe OBS. *Tumeurs au foie.* Ce que je viens de dire des tumeurs de la rate, doit s'entendre de celles du foie, qu'on peut toujours espérer de fondre, puisqu'on en a vu résoudre de toutes les espèces, de celles mêmes qui semblaient squirreuses.

« Rien n'est plus ordinaire que de voir guérir par nos Eaux des ictères, quel que soit le dérangement du foie qui les cause ; entre mille exemples, je choisis celui de *Marie de Béarn*, femme d'un de nos princes, qui guérit autrefois aux Eaux-Bonnes, d'un ictère noir ; encore une fois, je ne compte pas plus qu'il ne faut sur ces observations qui nous ont été transmises par la tradition ; mais je le répète, parce que j'en ai souvent vu de pareilles. Il m'est arrivé de trouver de ces amateurs des anciens, qui se rendaient à ce que je leur disais, beaucoup plus aisément quand je l'appuyais par des observations faites il y a longtemps, que par celles que j'avais faites moi-même ; bien d'autres sont d'un avis différent ; il est bon de contenter tout le monde quand on le peut.

« XXXVIIe OBS. *Tumeurs au mésentère*. Un enfant de dix ou douze ans, sujet dès son bas-âge à des dévoiements, à des indigestions et à des élévations irrégulières du bas-ventre, se trouva attaqué d'une tumeur dont le siége paraissait assez évidemment être le mésentère ; elle était assez grosse, dure et de figure irrégulière ; l'enfant maigrissait beaucoup, il rendait des matières chyleuses par le fondement ; il était comme dans le marasme ; les Eaux le guérirent. Un cousin du malade dont il est question avait la même infirmité ; celui-ci mourut malgré notre remède.

« XXXVIIIe OBS. *Dérangements à la suite des hémorrhoïdes*. Il faudrait un traité entier pour parler de mille dérangements qui succèdent aux hémorrhoïdes et que *Stahl* et ses disciples ont si bien connues ; ces infirmités ne sont que trop communes. J'en ai vu beaucoup se calmer par le secours de notre Eau, en bain et en boisson.

« La Comtesse ; épouse de *Bernard II*, comte de *Bigorre*, était sujette à l'incube à la suite d'une suppression des hémorrhoïdes ; elle avait des attaques si vives et si fréquentes, qu'on en craignait beaucoup les suites ; elle usa de nos Eaux, et fut guérie en *quinze jours*. Ce qui me paraît en effet bien surprenant, et tel que je n'en ai jamais vu, puisqu'à dire vrai ces sortes de dérangements singuliers ne sont souvent que soulagés pour quelque temps par notre remède, comme par bien d'autres.

« Remarquons, par rapport à la maladie du bas-ventre, comme par rapport à bien d'autres, que nos Eaux n'étant pas ordinairement purgatives par elles-mêmes (obs. 26), quoiqu'elles semblent l'être dans quelques sujets, nous avons coutume de les aiguiser avec des purgatifs appropriés, ce qui se pratique pour la plupart des Minérales.

« N'oublions pas de faire attention que l'usage des douches réussit fort bien dans tous les gonflements des viscères ; ce que j'ai dit ailleurs (obs. 25) de l'action de notre Eau comme topique, suffirait pour l'indiquer, quand même l'observation ne le prouverait pas. J'ajouterai qu'ayant remarqué que chaque viscère paraît avoir son *département* dans le corps, j'ai pensé qu'il serait à souhaiter qu'on le connut comme il faut, car alors on pourrait mieux choisir les endroits où l'on doit faire les douches. Je m'explique pour ce qui regarde par exemple le foie ; lorsqu'il est pris, tout le côté droit s'en ressent, le pied et la main elle-même. Ce n'est peut-être pas assez qu'on fasse des douches sur l'hypocondre droit ; il semble qu'on agit encore sur le foie en douchant les parties qui sont de son *département;* c'est aux anatomistes à faire les remarques nécessaires là-dessus.

« XXXIXe. Obs. *Dérangemens dans le cours des urines.* Un vieillard d'environ 80 ans, qui avait beaucoup travaillé pendant toute sa vie, devint sujet à des difficultés d'uriner suivies d'écoulemens d'urines troubles comme purulentes et souvent sanguinolentes ; rien ne faisait mieux couler ses urines que notre Eau dont il usait souvent en boisson ordinaire ; heureux s'il eut pu se régler dans sa façon de vivre ! Il aurait peut-être évité bien des attaques pour lesquelles il fallait toujours avoir recours au même remède.

« XLe. Obs. *Autre.* Un ecclésiastique devint sujet à des attaques de goutte fort irrégulières, et accompagnées de douleurs néphrétiques avec des pesanteurs au fondement; il était surtout sujet à une difficulté d'uriner presque continuelle; ses urines étaient tantôt claires, tantôt boueuses, tantôt sanguinolentes; il prit par mon ordre des bains, et les Eaux en boisson; sa *mixtion* devint naturelle ; les attaques de goutte de néphrétique, et toutes les autres incommodités disparurent ; il a vécu pendant sept ou huit ans depuis et s'est toujours bien porté, sans ressentir la moindre douleur.

J'aurais bien de pareilles observations à rapporter, mais je craindrais de devenir ennuyeux; je dois remarquer que toutes ces guérisons me paraissent mériter d'autant plus d'attention, qu'elles ont été opérées sur des sujets usés par les travaux oupar-les débauches et très mal constitués pour cette raison; ils étaient tous de ces tempéraments qui dans leur vieillesse sont sujets aux hémorrhoïdes, à la goutte et aux dérangemens des voies urinaires. Ces sortes de maladies qui ont tant de rapport les unes avec les autres, et qui ne sont peut-être entretenues que par une même disposition, ont cédé à notre remède; pourquoi ne l'emploierait-on pas dans la goutte et la néphrétique, lorsqu'elles sont bien déclarées? Les cas dont je parle actuellement ne doivent-ils pas être regardés comme des gouttes au premier degré, comme de *légères* gouttes? heureux les malades s'ils usaient de notre remède à temps, lorsque la maladie n'est pas bien déterminée!

« XLIe. Obs. *Maladies de la matrice.* Ce que j'ai dit des pâles couleurs, et des dérangemens de l'estomac, (obs. 31 et 34.) me paraît sufire pour ce qui concerne les maladies de l'utérus; on voit tous les jours guérir à nos Eaux, des suppressions et des écoulemens immodérés des mois, des douleurs de la matrice et de ses trompes, soit qu'elles soient convulsives, ou qu'elles soient la suite de quelque tumeur, ou d'un accouchement laborieux, comme on l'a vu arriver autrefois dans la personne de l'épouse de *Roger IV.*, comte de Foix, etc.

Une femme assez bien constituée naturellement devint, après avoir fait quatre enfans, sujette à une perte presque continuelle, mais qui coulait plus dans certains temps que dans d'autres, comme cela arrive; elle était jaune, bouffie, sans forces; elle avait à la matrice une grosseur, qui paraissait être une bouffissure générale du viscère sans squirre déterminé; nos bains et notre boisson la remirent *en peu de jours,* et elle recouvra sa première santé; ses règles reprirent leurs périodes.

« XLIIe. Obs. *Abcès internes.* Un de mes fils essuya une fièvre de pourriture ; les signes de suppuration parurent vers la fin de la maladie, et mon malade rendit le pus par les crachats, par les urines et par les selles ; ses forces diminuèrent, et il paraissait sans ressource ; la même boisson le dégaga insensiblement et adoucit la toux ; enfin l'excrétion du pus qui se faisait presque par toutes les voies, diminua ; l'appétit se rétablit ; les forces revinrent avec l'embonpoint au bout d'un certain temps.

On croira aisément que je n'aurais pas voulu faire des expériences sur mon fils ; j'ose le dire j'étais presque assuré du succès, lorsque je lui prescrivis nos Eaux ; je me rappelai, dans une circonstance si intéressante pour moi, tous les cas que j'avais vus dans ma pratique, de suppurations aux reins, à la rate, au foie et au poumon ; je trouvai que j'en avais guéri plusieurs par notre baume, et il me réussit enfin comme je désirais ; cette observation et bien d'autres semblables me prouvèrent que notre Eau est aussi vulnéraire, aussi détersive pour les plaies internes que pour les extérieures.

Je me hâte d'en venir à des maladies qui me paraissent mériter votre attention ; je veux parler de certaines incommodités de la poitrine qui ne sont par malheur que trop communes, et dont il est si difficile de venir à bout.

« XLIIIe. Obs. *Les rhumes.* Parmi toutes les propriétés qu'ont nos Eaux, et dont j'ai si souvent parlé, il en est une qui me paraît bien singulière : c'est la vertu qu'elles ont de porter à la poitrine ou d'augmenter plus que tout autre, la secrétion du suc bronchial, et celle de la transpiration du poumon ; il n'en est point, je l'avance après plusieurs expériences de bechique, de plus efficace, il n'en est pas qui échauffe moins.

Cette vertu se démontre surtout par la propriété qu'ont nos Eaux de murir, comme on dit, toutes sortes de rhumes, dès que les premières voies sont libres ; elles font cracher copieusement et en fort peu de temps ; elles *allègent* le poumon et facilitent ses mouvemens ; je pourrais prouver ce que j'avance par un nombre prodigieux d'observations ; on est communément convaincu de la vertu de notre béchique ; ceux qui sont à portée l'emploient presque toujours avec succès pour les cas dont il est question ; non seulement il dégage la poitrine en portant à la peau, et en augmentant la secrétion des reins, mais encore en déterminant des évacuations du côté de la trachée.

« XLIVe. Obs. *Excrétions comme purulentes.* Un ecclésiastique fut attaqué d'une fièvre compliquée avec un point de côté violent ; les remèdes généraux calmèrent les symptômes les plus pressants ; ses forces vinrent à diminuer ; sa respiration était très laborieuse ; ses crachats très épais ; après quelques remèdes inutiles et mêmes nuisibles, il prit des *Eaux-Bonnes ;* ses crachats vinrent presque tout d'un coup si librement et si abondamment, que le malade croyait que les Eaux s'évacuaient par le poumon ; sa respiration devint très libre ; son point de côté disparut ; il reprit ses forces, et a joui depuis d'une santé parfaite.

« XLVe. Obs. *Autre cas.* Un voiturier d'un tempérament sec et mélancolique, eut la fièvre quarte avec une toux violente, beaucoup de difficulté de respirer et de sécheresse dans la poitrine, il fut vu par des gens qui lui donnèrent imprudemment de forts émétiques ; sa douleur de poitrine augmenta ; il survint un crachement de sang, et la toux était presque continuelle ; les remèdes généraux étant employés, les *Eaux-Bonnes* firent expectorer une grande quantité de matières comme purulentes ; on eut recours au quina ménagé, parce que la fièvre allait son train ; la poitrine se dégagea et la fièvre disparut.

Un sujet dont la poitrine était très mal constituée et vraisemblablement avec des tubercules, eut une fièvre de pourriture qui porta au poumon, qui ne put se dégager que par l'usage de notre béchique ; le malade se ménagea peu ; il eut une rechute, les Eaux guérirent encore en le faisant cracher copieusement.

« N'insistons pas plus qu'il ne faut sur ces observations et autres semblables ; soit que la matière que notre remède a fait expectorer fût du pus véritable, formé aux dépens des parties solides du poumon et de ses vaisseaux sanguins, ou du moins des lymphatiques qui pouvaient avoir été rongés ; soit qu'elle ne fût qu'un amas de matières grasses qui auraient séjourné dans les excrétoires ; soit enfin qu'elle fut une sorte de purulence toute faite de la masse du sang, comme il en paraît quelquefois dans les urines et qui ne semble faite que par les différents mélanges et *amalgames* de liqueurs ; tout cela ne nous regarde pas actuellement ; il suffit que nos observations démontrent la vertu béchique de nos Eaux.

« Je puis assurer que je compte tellement sur cette propriété, que je me sers très-ordinairement avec succès de notre remède dans toutes les aiguës allongées, dans lequelles la poitrine reste embarrassée, il nous tient, pour ainsi dire lieu de kermès minéral que nous n'employons pas communément, et j'espère qu'un jour nous parviendrons à le donner dans la plupart des cas pour lesquels on emploie ordinairement la préparation chimique dont il est question.

« XLVIe. Obs. *Abcès aux poumons.* Avançons et détaillons des cas qui prouvent encore mieux la vertu balsamique de nos Minérales. Une dame eût vers le cinquième mois de sa neuvième grossesse, une fluxion à la mâchoire droite avec une fièvre des plus vives ; elle se blessa d'un enfant mort ; l'arrière-faix resta quelque temps dans la matrice et il en sortit par lambeaux. Je me flattais de n'avoir à combattre que la tumeur de la mâchoire et à diriger les révolutions du lait, lorsque tout-à-coup la poitrine se prit ; il survint une toux violente, la malade expectora un caillot de pus ensanglanté, et de suite plusieurs autres avec des efforts extraordinaires ; je crus d'abord que l'abcès de la mâchoire avait crevé dans la bouche, mais la chose étant bien examinée, la toux et les crachats continuèrent de manière à me convaincre qu'il y avait dans la poitrine un abcès très-indépendant de celui de la mâchoire qu'il fallut ouvrir et cicatriser selon les règles ; le cas me parut délicat, je fis appeler *M. Bergero* le plus expérimenté de tous nos confrères ; nous jugeâmes unanimement qu'il n'y avait que les Eaux-Bonnes ménagées qui pussent consolider et vider les deux abcès, et en même temps entretenir la purgation utérine qui était toujours fétide ; la malade n'eût pas plutôt les Eaux qu'elle en prit un pôt dès le premier matin ; je trouvai à ma visite une serviette remplie de crachats purulens ; la respiration et la voix plus libres ; elle continua les jours suivans, la respiration se rétablit totalement, la fièvre disparut et il ne resta point de gêne dans la poitrine ; la malade a fait deux enfans depuis cette cruelle maladie.

XLVIIe. Obs. *Autre.* Un sujet d'un tempérament mélancolique eût une fièvre continue qui dura fort longtemps et qui se changea en fièvre lente, avec des chaleurs aux extrémités, des sueurs, nocturnes et surtout une toux sèche et beaucoup de difficulté de respirer, avec un embarras marqué vers un des côtés du poumon ; les frissons survinrent, on ne douta plus qu'il n'y eût un dépôt au poumon ; les forces diminuaient ; les Eaux-Bonnes firent cracher dès les premiers jours une grande quantité de vrai pus et elles cicatrisèrent la partie au point que le malade n'a rien senti depuis.

« Voilà de vrais abcès au poumon, ce sont des défauts de la substance de ce viscère ; les cicatrices se sont faites à merveille, par le secours de votre médicament balsamique et *antiputride* ; cela est évident, il est vrai qu'il y a eu plusieurs malades qui sont morts d'abcès à la poitrine, malgré l'usage de nos Eaux, mais beaucoup en sont très-bien guéris ; pourquoi n'aurais-je pas donné notre remède pour des ulcères au poumon ?

« Il est aisé d'imaginer qu'en comparant toutes les observations dont je viens de parler, en me rappelant l'état misérable où étaient réduits de certains malades qui, malgré leur faiblesse, supportaient fort bien notre doux fondant et en faisant attention à tous les ulcères qu'il avait guéris, il est, dis-je, aisé d'imaginer que je crus pouvoir employer le même remède pour de vraies pulmonies ou pour les ulcères qui ont leur siége dans la substance du poumon.

« J'étais retenu par des idées répandues, contre lesquelles il n'est pas possible d'aller de front, comme je l'ai déjà dit, on prétendait que les poumons ne pouvaient pas supporter l'effort de nos Eaux ; que les Minérales avaient été regardées comme nuisibles pour les maladies de ce viscère, par de très-bons auteurs ; j'avance pourtant que je crus pouvoir passer par-dessus ces sortes d'*assertions*, qui ne me parurent fondées que sur des préjugés.

Rapport entre les maladies chroniques et aiguës du poumon.

« La comparaison qu'on peut faire entre les maladies chroniques et aiguës du poumon, me parut mériter attention, quelle différence, pour parler de la péripneumonie, du traitement qu'on en trouve dans des auteurs de réputation, et de celui qui est aujourd'hui en vogue à Montpellier et qui a bien des partisans ailleurs? Un théoricien ne prouverait-il pas, ne démontrerait-il pas au besoin, que des émétiques et des purgatifs doivent nécessairement augmenter le dépôt au poumon, effaroucher l'inflammation et procurer la gangrène? N'est-il pas naturel de relâcher, d'adoucir, de résoudre sans exciter, sans gêner le viscère précieux où l'inflammation est si à craindre? Qui pourrait résister au système de *Boerhave* sur cette matière? il est sûr que de pareils raisonnements, quelques spécieux qu'ils soient, sont démentis par la pratique; si ceux qui les ont faits avaient commencé par voir des malades, ou du moins qu'ils en eussent traité par une méthode tout autre que celle qu'ils recommandent, ils auraient apparemment changé d'idée ; ne puis-je pas appliquer cette réflexion à des chroniques du poumon ? On ne veut rien gâter en se pressant, on veut adoucir, calmer, détendre, et on n'emploie que des lavages, des laitages, des sirops ; tout le reste est contraire et mortel pour la poitrine ; est-il en effet bien vrai que les choses soient ainsi ? N'a-t-on pas reçu ces idées de l'un à l'autre sans l'examen nécessaire, et ne sont-elles pas suspectes par cela même ? Il faut pénétrer, agacer, fondre, diviser, animer, au lieu de tout adoucir ; ou peut-être les remèdes un peu actifs sont-ils les seuls adoucissants ? Les observations que j'ai à rapporter, et quelques réflexions que je me propose d'y joindre, nous mettront, je crois, à même d'éclairer ces doutes, qui peuvent devenir utiles.

REMARQUES SUR L'USAGE DU LAIT.

« C'est ici le lieu de placer des remarques que j'ai eu occasion de faire sur l'usage du lait ; il n'est personne qui ne connaisse aujourd'hui les vertus étonnantes de ce remède ; la diète lactée est si généralement approuvée, que les gardes-malades mêmes, savent combien cet aliment médicamenteux est adoucissant, léger, nourrissant ; combien il est opposé à la sécheresse des fibres et à bien des acrimonies réelles ou du moins qui passent pour telles. Il y a pourtant de grands médecins qui ont sur cette matière des idées particulières qu'on ignore communément, peu de gens savent par malheur ce que pensent les *Bonnet*, les *Fuller* et quelques autres auteurs, dans leurs précieuses réflexions sur l'usage du laitage et des adoucissants, dans les cas où ils sont le plus recommandés.

PREMIÈRE REMARQUE.

« Prenons la chose d'un peu loin : ayant fait la médecine dans un pays où le peuple vit de lait, j'ai été à portée de connaître ses effets ; on vante beaucoup l'embonpoint des bergers qui ne vivent que de laitage et de quelques farineux ; mais j'ai remarqué que quelque bien constitués qu'ils paraissent, ils sont lâches, mous, incapables de supporter des travaux un peu rudes ; ils n'ont point *dura messorum ilia ;* ils ne vivent que dans l'oisiveté, sans efforts, sans penser pour ainsi dire, et sur le tout ils ne deviennent pas beaucoup plus vieux que ceux de la plaine, et ils sont sujets aux mêmes maladies, à peu de chose près, ou ils en ont autant au moins que ceux qui boivent du vin ; ces effets ne sont-ils pas la suite de l'usage du lait ? et n'est-il pas à craindre qu'en le prodiguant pour la plupart des incommodités, il ne produise des effets semblables sur les malades? *edum (intestina) lacte crebro prolunutur et diluuntur,* dit quelque part *Baillou, effeminatis et mollitudo affertur intestinis.* Le lait fait faire le même effet sur toutes ces parties et principalement sur l'estomac.

SECONDE REMARQUE.

Dira-t-on que l'on veùt précisément relâcher, détendre les viscères ? On veut donc affaiblir l'estomac, et éteindre sa vertu ; on n'y réussit souvent que trop ; de là des faiblesses, des dégoûts, des relâchements, des gonflemens qui viennent à la suite de la diète blanche ; le sang s'appauvrit ; il s'appesantit ; il n'est plus capable d'exciter le jeu des solides ; j'en appelle là dessus à ceux qui voient des malades avec attention ; mais je demande en grâce qu'on ne se détermine pas sans examen ; je suis assuré qu'il n'est point de praticien qui n'ait vu les cas dont je parle, et qui n'ait trouvé des malades qui dataient leur convalescence du moment où ils avaient quitté le lait.

TROISIÈME REMARQUE.

On m'opposera encore que ce que j'avance peut prouver que les laitages ne conviennent pas aux tempéraments forts et vigoureux ; mais il en est qui sont naturellement faibles *comme enfantin*, ils le deviennent au moins par les maladies ; les forces digestives sont épuisées ; le lait est un chyle déjà fait, un estomac faible le digèrera plus facilement que tout aliment solide. Il reste à savoir si tout ce qu'on avance est bien fondé ; je ne nie pas qu'on ne trouve des tempéraments comme ceux dont il est question ; mais j'ose le dire, ils sont très rares ; pourrait-on regarder comme *enfantins*, le tempérament de ces personnes qui sont comme dans un continuel travail d'esprit, de celles qui se sont usées par des débauches, qui se sont totalement séchées et épuisées, les gens de lettres bilieux et secs, les femmes inquiètes, livrées à toutes sortes de fantaisies? Ces personnes là ont-elles l'estomac aussi mollasse, aussi doux, aussi souple que celui d'un enfant qui vit de lait ?

QUATRIÈME REMARQUE.

« Il semble que le lait qui est renfermé dans l'estomac doit d'abord s'épaissir comme il arrive lorsqu'on le laisse reposer dans quelque vaisseau ; ce que j'avance est si vrai, que nous voyons tous les jours des enfans vomir une espèce de crême ou lait qui a acquis beaucoup de consistance ; cette crême une fois faite, l'estomac la digère ; il se roule sur lui-même et pétrit doucement la pâte qu'il contient.

« L'estomac d'une personne faite est plus sec, plus robuste, plus actif à tout prendre que celui d'un enfant où le lait n'a pas le temps de s'y épaissir comme il faut, et alors il incommode parce qu'il passe trop vîte ; l'estomac n'ayant pas le temps de faire ses mouvements et ses secrétions ; ou bien le lait se coagule; il est changé en caillé ; il s'aigrit ; il se tourne comme on dit, et il devient nuisible par cela même.

CINQUIÈME RÉMARQUE.

« D'ailleurs j'ai de la peine à trouver dans la pratique ces sortes de cas où l'on voit un espèce de relâchement général, ou une tension universelle dans la machine ; *fibra debilis, laxa, tensa* etc. Il semble que Van Swieten, qui dit lui même avoir vu bien des malades à la place de Boerhave, ait choisi pour prouver la doctrine de son maître sur les maladies des fibres, des cas où les organes, comme les viscères du bas ventre, étaient ou squirreux, ou du moins fort dérangés ; ces sortes de maladies étaient, si je puis le dire, *in parte*, et non point *in toto*. Des gens mal intentionnés pour Boerhave pourraient interprêter dans ce cas l'intention de son disciple aussi mal que lorsqu'il dit que son maître se purgea vigoureusement avec des modiques pour une brûlure.

« Telle femme qui paraît faible, débile et sans force, a l'estomac d'une vivacité surprenante ; sa bile est exaltée ; les viscères pèchent par trop de sécheresse ; en un mot, l'équilibre entre les organes est rompu, l'un l'emporte sur l'autre ; l'un est relâché, l'autre est resserré ; ce qui fait, encore une fois, que le lait ne peut pas passer comme il passe dans un enfant ; car enfin, quand même il résisterait bien à la première digestion, il ne résistera pas aux suivantes ; et de là vient que quoiqu'il paraisse passer, quoiqu'il ne cause pas le dévoiement, il fatigue cependant ou affaiblit assez souvent. Ceux qui ont vu des gens qui étaient restés à l'usage du lait pendant d'eux ou douze jours, rendre à la suite d'une médecine à laquelle il fallut venir, une grande quantité de matières blanches, qui n'étaient que la partie grasse du lait qui avait séjourné dans les intestins, ne seront pas surpris que je dise que le lait ne résiste pas bien à toutes les digestions toutes les fois qu'il ne *dévoie pas* ; souvent ce n'est qu'à la longue qu'on voit ses mauvais effets.

SIXIÈME REMARQUE.

« Étudions la nature : le premier lait qu'il fournit aux animaux nouvellement nés est aqueux, léger comme du petit lait ; à proportion que l'estomac acquiert des forces, le lait s'épaissit, il devient plus solide, et bientôt il sera trop faible lui même ; il faut lui substituer des aliments plus pesants ; le poids des aliments entre pour quelque chose dans une bonne digestion ; ils doivent étendre l'estomac jusqu'à un certain point ; il faut qu'ils opposent une certaine résistance, sans cela les forces du ventricule se perdent, pour ainsi dire ; il en est comme de l'effort que fait un homme vigoureux en frappant l'air ; il se lasse moins en agissant contre un corps plus solide.

SEPTIÈME REMARQUE.

« En vain avance-t-on que le lait est un chyle tout fait, si l'estomac ne s'en accommode point ; il est fait pour travailler à *fabriquer* le chyle, et c'est, en un mot de quoi exercer sa force et sa vertu qu'il faut lui donner ; remarquons ce qui arrive au lait qui séjourne pendant quelque temps dans les mamelles des femmes en couche; il doit sortir par le mamelon, ou se dissiper par les urines ou les autres couloirs ; pourquoi ce chyle *tout fait* ne se change-t-il pas en sang au lieu d'être rejeté ; si le lait qui séjourne dans l'estomac est un *chyle tout fait*, celui qui séjourne dans les mamelles doit-être du sang *tout fait* comme dit *Cheine ;* cependant le lait des mamelles devient *excrémentitiel ;* ne le devient-il pas souvent de même dans l'estomac? Tout cela nous indique qu'il y a plus de différence qu'on ne croit du chyle au lait ; et après tout, quand le lait serait un chyle véritable, il doit toujours souffrir quelque changement par les élaborations de la digestion.

HUITIÈME REMARQUE.

« Joignons ici les effets de l'habitude et les suites désagréables de la diète lactée : que des médecins qui écrivent donnent des règles qu'ils croient bien fondées, cela est fort à sa place, et n'est peut-être pas ce qu'il y a de plus difficile dans l'art ; les médecins cliniques sont les seuls qui doivent distinguer les cas et faire les applications. J'en appelle à eux seulement : qu'ils disent combien de désagréments ils ont à essuyer pour faire conserver le régime nécessaire pendant l'usage du lait ? Les malades nobles et roturiers veulent se conduire ordinairement à leur fantaisie, veiller et manger, ils ne sauraient se priver de certaines liqueurs ; ils faut bien qu'ils donnent quelque chose à leurs amis, à leur appétit ; on fait tant que le lait ne passe point et il fait plus de mal que de bien. Ces inconvénients ne sont pas à négliger ; pourquoi s'y exposer si on peut les éviter ?

NEUVIÈME REMARQUE.

« Sur le tout, ceux qui usent du lait comme aliment, peuvent dans la plupart des cas en supporter tout autre ; ceux qui en usent comme médicament, ne sauraient en attendre des secours efficaces, principalement dans des tumeurs lymphatiques, dans les obstructions qui ne sont que trop ordinaires, soit qu'elles soient l'effet, soient qu'elles soient la cause de la plupart des maladies chroniques; qu'elle est l'utilité du lait? A-t-on par son moyen fondu quelque tumeur? il n'y a qu'à faire attention à la facilité qu'ont les glandes de la mamelle et celles du mésentère à s'engorger du suc qu'elles contiennent; il est laiteux; il s'épaissit, il s'arrête par la plus petite cause, une passion un peu forte suffit pour l'aigrir, le jaunir ou le rancir; n'est-il pas sujet aux mêmes inconvéniens lorsqu'il roule dans les veines ou qu'il est encore dans les premières voies?

DIXIÈME REMARQUE.

« Les Grands-Maîtres *coupent* ordinairement le lait, ils le mêlent avec des stomachiques, des sudorifiques ou des antiscorbutiques; s'il passe alors, s'il fait quelque bon effet, il semble qu'on ne soit pas en droit de l'attribuer au lait plutôt qu'au médicament actif auquel on l'a joint; qu'on dise que le lait émousse la vertu des forts apéritifs, cela peut être vrai et fort utile, mais ce sont pour ainsi dire des vertus *passives* ou d'*inertie* qui ne valent peut-être pas la peine qu'on s'expose aux dérangemens qu'on sait être la suite du lait lorsqu'il tourne mal.

ONZIÈME REMARQUE.

« Que dirons-nous des différentes acrimonies que l'on prétend combattre avec le lait! C'est ici le lieu de rappeler ce que des Praticiens ont judicieusement remarqué, *in scholis omnes, in lecto pauci curantur;* rien ne paraît si bien trouvé, rien n'est si bien arrangé que les systèmes qu'on débite sur les acrimonies des humeurs ; on les a tournés de mille façons, on n'a pas même négligé l'acrimonie qu'on a conçue devoir être le produit de l'*attrition* ou du délabrement des globules, *acrimonia mechanica* de laquelle on pourrait dire ce que Boerhave disait d'une maladie *vix fingi posset*, ce qui suffirait, ce semble, selon ce grand homme, pour la rejeter au lieu qu'il faudrait l'admettre *si fingi posset;* quoiqu'il en soit d'un tel principe qui mériterait bien d'être un peu examiné, ce lait a dit-on, la vertu d'émousser plusieurs acrimonies ; il adoucit et corrige différentes *salures ;* tel est en effet, le langage que l'on tient communément ; mais trouve-t-on sur les malades ce qu'on débite avec tant de précision dans les livres? Est-il possible de saisir les choses comme on les pense? Les différentes acrimonies ne sont-elles pas aussi difficiles à distinguer que l'engorgement de l'artère *Ruischienne* et celui de la pulmonaire dont Boerhave semble faire des peripneumonies différentes? et s'il est des acrimonies que le lait peut combattre, n'en est-il point qu'il peut fomenter? qui distinguera les cas sans témérité et comme il faut pour faire l'application des règles générales? donner le lait en tâtonnant, c'est toujours risquer quelque chose ; or, les Praticiens conviennent souvent qu'ils sont obligés de tâtonner ; c'est toujours risquer quelque chose ; si on peut se passer d'un remède qui peut devenir dangereux, pourquoi le prodiguer et s'en servir dans toutes sortes de cas?

DOUZIÈME REMARQUE.

« Je puis dire ici que tout ce qu'on débite sur l'usage du lait n'a pas souvent les fondements nécessaires ; par exemple, il y a de grands Maîtres, qui se trouvant dans des pays où le lait passe apparemment plus aisément qu'ailleurs, ont recours à ce remède dans presque toutes les affections chroniques ; c'est toujours une lymphe salée qu'il faut adoucir ; mais sait-on l'évènement de toutes les consultations qu'on fait? Je déclare qu'il m'est arrivé, pour ma part, d'en voir qu'on a imprimées dans les suites, et dont les malades pour qui elles étaient destinées, ne se sont pas servis ou bien le lait n'avait pas réussi ; cependant le public et les jeunes médecins comptent sur ces sortes de consultations, et c'est ainsi que les erreurs se répandent insensiblement ; un professeur n'a qu'à faire imprimer une thèse et la répandre, bien des gens regarderont ses idées comme des oracles ; je le dirai puisque l'occasion s'en présente, s'il n'y avait à Montpellier, par exemple, que des *Fizes* et des *Lazermes* qui se mêlassent de donner des lois, les choses iraient à merveille sous des Maîtres qui savent marier la théorie à la pratique ; mais que des gens qui n'ont pas vu des malades, qui s'occupent à débarbouiller de vieux tableaux, à compter les feuilles d'un arbrisseau ou mesurer les tiges d'une herbe et à manier des tubes et des compas, s'avisent de vouloir réformer l'art et de donner des *pathologies*, voilà des abus contre lesquels les Praticiens devraient s'élever, ne fut-ce que pour garantir la jeunesse des piéges qu'on lui tend en l'amusant : *Litteris nihil sanantibus*, comme dit Sénèque.

TREZIÈME REMARQUE.

« Si l'usage qu'on fait du lait prouve quelque chose pour toutes les vertus qu'on lui attribue, que ne prouve pas contre ces vertus celles que tout le monde sait que le vin possède; cette liqueur fait des effets différens de tous ceux que fait le lait ; cependant combien n'est-elle pas utile et nécessaire dans nos contrées? elle donne des forces et les entretient pourvu qu'on en use modérément ; ceci ne prouve-t-il pas que la nature a besoin de quelque chose d'actif pour la soutenir ? nos paysans des montagnes, accoutumés au lait s'habituent fort bien au vin ; au lieu que ceux qui sont faits à cette liqueur ne sauraient s'accoutumer au laitage, autre preuve du peu de force et de *l'inertie* du lait qui rend ceux qui en usent, comme je l'ai déjà insinué, lâches et sans force, et qui les fait tomber dans une sorte de *mollesse* et de paresse, à laquelle les habitans des villes sont si sujets et dont on ne peut les guérir que par le changement de vie, en leur faisant prendre le grand air, et en soutenant leur estomac par des aliments un peu actifs.

QUATORZIÈME REMARQUE.

« Regardons la plupart des malades qui sont à même de prendre du lait comme des convalescens ; si les laitages réussissent à quelques uns de ces derniers, combien n'en voit-on pas qui ne sauraient les supporter? des aliments un peu actifs et balsamiques soutiennent mieux leurs forces et rétablissent la quantité de leurs humeurs ; il faut communément remplir les mêmes indications, à peu de chose près, dans ceux qui sont dans les états pour lesquels on donne souvent des laitages.

QUINZIÈME REMARQUE.

« Enfin examinons l'effet du lait sur des sujets qui aient quelque rapport avec les pulmoniques dont j'ai dit plus haut que je parlerais : si on donne le lait pour de vieux ulcères ou pour des plaies, l'écoulement du pus augmente ordinairement ; les chairs deviennent pâles, spongieuses, boursoufflées ; elles poussent inégalement ; elles se relâchent et les cicatrices ne se font qu'avec peine. Il faut quelque chose d'actif qui pousse le sang jusqu'aux derniers capillaires et qui dirige la *sève* avec quelque force.

« Que fait aussi le lait sur les cautères ? Il entretient l'écoulement ; mais les cicatrise-t-il comme nos Eaux (*obs.* 8)? Non, pas ordinairement. C'est ici que doivent revenir des réflexions que j'ai faites sur les vieux ulcères et les cautères ; ce sont des *aboutissants* où les humeurs sont dirigées et où elles se rendent en quantité ; les excrétoires ordinaires sont privés de leurs humeurs ; celles-ci passent pour la plus grande partie, par le cautère ou l'ulcère ; il faut donc qu'elles obéissent à l'action de la machine qui les dirige vers le défaut de substance ; le lait, mou et sans force, incapable d'agacer ni d'agir en rien par lui-même, se laisse conduire tout comme la matière des excréments ; il se vide, pour ainsi dire, tout par le cautère et par l'ulcère, et comme l'indication à remplir est de réveiller les excrétoires engourdis, et d'y pousser les sucs qui doivent s'y rendre naturellement, jamais une liqueur *vapide*, comme le lait, ne saurait le faire ; il suit le courant des liqueurs.

« Appliquons ces remarques aux ulcères du poumon ; *Willis* a déjà dit qu'on peut les regarder quelque fois comme des cautères, ce qui est vrai en effet ; la peau est sèche et aride dans bien des sujets pulmoniques, la transpiration se vide par le poumon ; c'est au rétablissement de cette transpiration que le médecin doit penser ; l'ulcère se guérira bientôt de lui-même lorsqu'il ne sera plus entretenu par la grande quantité des sucs qu'il doit laisser passer ; il en est comme d'un ulcère à toute autre partie, les topiques y font moins que les remèdes généraux. (*Obs.* 8 *et* 16).

« Le lait augmente l'excrétion des crachats ; il passe presque tout par cette voie qui lui est frayée et qu'il ne *sait* pas éviter ; souvent le poumon est si surchargé qu'il s'engorge comme tout le genre lymphatique, enfin l'estomac vient à se mettre de la partie, et les digestions se gâtent; tel est le plus souvent le cours ordinaire de l'usage du lait dans les pulmonies. Le malade s'affaiblit un peu plus tôt ou un peu plus tard; on prend souvent cet affaiblissement pour un bon signe; c'est une chute, un affaissement, comme il en survient dans les maladies aiguës, à la suite de saignées trop souvent réitérées, on compte sur le calme; l'affaissement général lui succède bientôt. Ces cas ne sont que trop ordinaires.

« On n'opposera pas sans doute ces cas de pulmonie où l'on voit des sueurs copieuses et presque continuelles; communément ces cas sont désespérés, ou lorsqu'ils ne le sont pas, ils sont rarement compliqués avec un ulcère au poumon; ils peuvent l'être avec des tubercules ou des sécheresses de ce viscère dont nous parlerons plus bas; d'ailleurs les praticiens doivent savoir qu'il y a quelque différence entre la sueur et la transpiration.

SEIZIÈME REMARQUE.

Les moins versés dans la pratique connaissent les suites fâcheuses du lait, si on le fait prendre avec la fièvre, surtout lorsqu'elle est trop vive; on sait d'ailleurs que la plupart des pulmoniques dont je parle ont continuellement la fièvre, pourquoi les exposer à des dérangemens d'estomac, à des dévoiemens et à des sueurs auxquelles ils ne sont que trop sujets? il est aisé de voir que, quelque régime qu'ils suivent, le moindre changement d'air, une passion trop forte et surtout le changement d'alimens les jettent dans des états horribles; le crachement s'arrête, il se fait de nouvelles suppurations; les digestions se dérangent, et il en coûte beaucoup pour les remettre; les orages commencent presque toujours par l'estomac; les praticiens éprouvent combien il est difficile à le conduire dans les sujets dont il est question; il est *quinteux*, si je puis m'exprimer ainsi, sans ordre et sans règle ; or si le lait met en danger les estomacs les mieux raffermis, que ne doit-on pas craindre pour ce viscère déjà malade, comme dans la plupart des pulmoniques dans lesquels toutes les secrétions et toutes les autres fonctions sont plus ou moins perverties.

DIXSEPTIÈME REMARQUE.

Sur le tout je me ferais un scrupule de ne pas avouer naturellement ce qui m'est arrivé dans ma pratique ; j'avais puisé dans les écoles des idées qui devaient nécessairement me faire regarder le lait comme un remède très recommandable ; je l'employais souvent ; le petit nombre de bons effets que je vis ; la grande quantité de cas où ce remède me manqua ou fut nuisible ; la lecture de certains auteurs, et les réflexions que je fis, me désabusèrent ; je puis ajouter que la plupart de mes confrères ont pensé commé moi ; nous nous sommes expliqués sur cet article, deux des plus grands médecins de notre province M. Bergero et feu M. Baric, dont le fils qui nous aurait dédommagé de la perte que nous venons de faire dans le père, nous a été enlevé par la faculté de Paris, et moi, dans une consultation que j'ai dressée après mûre délibération, pour une personne de la première distinction. A Dieu ne plaise que nous prétendions douter de la sincérité et des lumières de ces maîtres illustres, qui nous vantent tant la diète laitée, et de ceux même qui prétendent prolonger la vie par le moyen et par l'usage de quelques végétaux ! nous nous bornerons, si l'on veut, à croire que le lait ne convient pas dans notre province, et qu'il peut mieux convenir ailleurs ; on nous fera sans doute la grâce de penser que nous ne parlons que contre les excès, et nous avouerons que s'il est bien des cas où le lait est indifférent, inutile ou nuisible, il en est quelques-uns où il est un très-bon remède, et en même temps un aliment assez convenable.

Nécessité des remèdes un peu actifs dans la pulmonie

Permettez-moi, s'il vous plait, monsieur, de vous exposer encore des raisons qui m'ont fait donner la préférence aux remèdes un peu actifs dans la pulmonie, en suivant le petit nombre d'auteurs qui les emploient.

En premier lieu, on a déjà remarque que les brebis et les vaches deviennent pendant l'hiver sujettes à une infinité de petites concrétions, comme squirreuses, qui se forment dans le foie, le poumon et les autres viscères; j'ai souvent vu le poumon des brebis mortes vers la fin de l'hiver, rempli d'une quantité prodigieuse de tubercules ou de petits squirres; les tumeurs se fondent au printemps par l'usage des herbes nouvelles; les sucs de ces plantes sont une sorte d'apozème dont les parties vont résoudre les tumeurs dont il est question; or, les bergers même savent : 1° que les brebis qui sont à portée d'user, pendant l'hiver, de quelques plantes un peu actives, comme les tiges du serpolet et autres semblables, sont moins sujettes à ces squirres, qui sont une espèce de pulmonie dans ces animaux;

2° Que pour les guérir plus tôt, il faut leur procurer l'herbe la plus vive, celle qui croît sur les lieux élevés et secs à la vue du soleil levant; n'est-il pas évident que ces faits nous indiquent qu'il faut employer des remèdes un peu actifs et fondants par eux-mêmes? ce qui me paraît qu'il ne faut pas oublier, c'est que les agueaux qui se nourrissent de lait, sont sujets aux mêmes maladies d'hiver que les mères; le lait n'empêche pas la formation de ces petits tubercules; comment les fondrait-il?

En second lieu, tout le monde sait combien les grands maîtres recommandent *l'équitation* et les autres exercices légers pour la pulmonie ; ce que *Sydenham* en a dit mérite beaucoup d'attention, pourvu qu'on y joigne les réflexions de *Freind*, et qu'on avoue que lorsque *Sydenham* compare *l'équitation* au mercure, et au *kina* comme spécifiques, chacun pour des maladies particulières, il s'est un peu trop avancé, ou qu'il a prétendu faire la critique du *kina* dont on abusait de son temps. Quoi qu'il en soit, on éprouve tous les jours que les exercices modérés font de très bons effets sur les pulmoniques ; mais a-t-on bien fait attention à la manière d'agir de *l'équitation*? il semble qu'en mettant à part ce que peut faire le renouvellement fréquent de l'air dans le poumon, et sur toute l'habitude du corps, l'équitation doit se réduire à une sorte d'exercice dans lequel tous les viscères sont secoués plus ou moins vivement ; le poumon est continuellement agité et irrité par les différentes secousses ; cette agitation est cause que la circulation devient plus libre, et que les humeurs pénètrent peu à peu jusqu'aux derniers capillaires. Je demande par rapport à ces secousses qui sont conne des frictions intérieures : 1° si elles ne doivent pas échauffer autant que des médicamens un peu actifs ; et si, puisqu'elles sont un remède souverain pour les pulmoniques, les médicamens un peu irritants, qui agissen à peu près comme les secousses, ne doivent pas être employés de préférence à ceux qui, comme le lait, loin de réveiller les humeurs et les solides, les engourdissent. Je demande : 2° pourquoi les ulcères et les tumeurs extérieures, comme celles des extrémités, exigent essentiellement que le malade soit en repos, et que la partie blessée soit immobile ; au lieu que les tumeurs et les ulcères des viscères souffrent et exigent de petits mouvemens souvent réitérés : ceci prouve-t-il, ou que les parties intérieures se cicatrisent plus aisément que les parties externes, ou que le principal effet des secousses du cheval est de remettre les excrétions, surtout celles de la peau, ce qui soulage d'autant le poumon, auquel cas il peut y avoir des ulcèces externes qui se cicatriseraient beaucoup mieux, si l'on faisait quelque exercice ?

Je viens enfin à des observations qui m'ont convaincu que nous pouvons et que nous devons même substituer nos Eaux au lait dans les pulmonies (comme nous le faisons dans d'autres cas) et qu'il n'y a rien à craindre dans cet échange ; au contraire, nous soutenons l'estomac et toutes les secrétions dans lesquelles nous rétablissons l'ordre dérangé par la pente qu'ont les humeurs à se dévier vers le poumon, et à en fomenter les ulcères.

OBSERVATION XLVIII.

—

Disposition à la Pulmonie.

Plusieurs sujets nés de parens *attaqués de poumon*, se trouvant dans les différens âges; sujets aux révolutions des tempéramens, sujets à des douleurs irrégulières de la poitrine et des membres et à des crachemens de matières plus ou moins salées, à des toux et à des difficultés de respirer, étant maigres et ayant des physionomies alongées et comme *amincies* avec des couleurs très-variables, la peau sèche, les épaules serrées, la poitrine plate, les hypocondres rentrés, ayant beaucoup d'appétit, mangeant beaucoup de pain, et enfin dans lesquels on voyait les symptômes que les praticiens savent annoncer la pulmonie plus ou moins prochaine; la plupart de ces sujets, dont je pourrais compter un grand nombre, se sont trouvés à merveille de l'usage de nos eaux, leur poitrine s'est dégagée ; la peau s'est assouplie ; l'embonpoint est revenu, en un mot, notre remède a semblé changer leur tempérament ; il est vrai qu'il y en a qui ont été obligés d'y avoir recours plus d'une fois, et il s'en est trouvé qui, malgré nos eaux, sont devenus vraiment pulmoniques.

OBSERVATION XLIX.

—

Marasme à la suite d'un crachement de sang.

Un sujet, âgé d'environ trente ans eut au commencement de l'hiver une toux violente avec un crachement de sang ; il passa l'hiver avec les mêmes accidens qui ne lui laissaient que de légers intervalles, et que la fièvre lente accompagna bientôt ; il tomba enfin dans un marasme parfait : on lui conseilla nos eaux au printemps ; ses parens le firent transporter à la source, bien persuadés qu'il y mourrait, de manière qu'on chargea les personnes qui l'accompagnaient des linges nécessaires pour l'enterrement, le malade arriva enfin presque aux abois ; il avait surtout perdu totalement l'appétit, que les eaux rétablirent en peu de temps, et qu'elles rendirent même *étonnant ;* la convalescence succéda bientôt au rétablissement des digestions ; la respiration devint aisée ; le crachement de sang s'arrêta et le malade revint la saison suivante chercher un embonpoint qu'il conserve encore.

Le malade qui fait l'objet de cette observation, et beaucoup de ceux dont il est question dans la précédente, paraissent avoir eu des sécheresses du poumon suivies de tubercules, d'une *crispation* des solides et de gonflemens irréguliers des vaisseaux ; dans ces cas un peu différens des vrais ulcères au poumon dont je parlais plus haut, le torrent des excrétions est dirigé ou vers les reins, ou vers la peau, et nos eaux agissent en en rétablissant le cours naturel ; elles déchargent le poulmon dans le premier sca ; elles y dirigent les sucs dans ces derniers, en augmentant la quantité des liqueurs bronchiques ; le principal effet de notre remède est toujours de déboucher ce qui est obstrué.

Les bains de nos minérales ont été employés pour les malades dont il est question ici ; ce que j'ai dit de l'effet des eaux comme topique (obs. 25.) fait assez sentir ce qu'elles doivent faire employées en bains ; je me contente d'ajouter ici qu'il paraît qu'il y a entre la peau et l'estomac une sympathie singulière, outre celle qu'on peut dire dépendre du cours des humeurs ; il n'est pas aisé d'expliquer sans ce que je propose, pourquoi nos eaux, quand on les boit, rétablissent souvent la transpiration, et pourquoi lorsqu'on en use en bain elles donnent tant d'appétit ; ceux qui seront contens de ce qu'on dit que l'on sait communément sur cette matière, n'ont pas besoin d'avoir recours à la sympathie dont je parle, et de laquelle je ne dirai plus rien.

J'ajouterai seulement, pour finir cet article, que le malade de la dernière *observation* et beaucoup de ceux de la précédente avaient pris le lait ; les uns sans succès, d'autres avec de fâcheuses suites ; quelques-uns s'en trouvaient assez bien, et c'étaient ceux qui paraissaient être dans une sécheresse générale, sans obstruction formée et sans un *dévoiement* des excrétions.

OBSERVATION L.

Ulcère superficiel au poumon.

Un ecclésiastique, que le zèle détermina à faire un voyage à Rome, se trouva fort dérangé à son retour en Béarn ; il y essuya une fièvre continue avec une toux violente, et de temps à autre, le crachement de sang ; il était quelquefois oppressé au point qu'il craignait d'étouffer ; après bien des remèdes, la peau se sécha ; ses crachats furent purulens ; la fièvre fut décidée lente ; le malade prit les eaux qui procurèrent des sueurs abondantes et qui le guérirent parfaitement.

Il faut remarquer que ce malade, après avoir pris les eaux pendant huit à dix jours, s'exposa un soir à un air un peu froid ; tous les accidens qui avaient diminué considérablement, reparurent avec leur première violence ; mais on en fut quitte pour la peur, et l'on continua les eaux avec de nouvelles précautions.

Cette remarque est bien intéressante pour l'administration de nos eaux ; j'ai vu plusieurs malades se trouver très-mal lorsqu'ils s'exposaient à l'air pendant leur usage ; j'en ai vu même périr pour avoir trop compté sur les forces qu'elles leur donnaient. *M. Gouazet*, fameux médecin de Toulouse, a été témoin de la mort qu'un religieux, qui prenait les *Eaux-Bonnes* et qui s'en trouvait fort bien, ne put éviter, pour s'être trop exposé à l'air ; j'ai en main le témoignage de cet illustre praticien : il semble que nos eaux opèrent comme le mercure, qu'elles excitent, pour ainsi dire, une *phlogose* générale dans tout le système vasculeux; elles donnent aux humeurs qu'elles dirigent vers la peau un mouvement qui. lorsque le froid le fait *rebrousser*, excite de grands ravages dans les viscères ; il est très-important de faire là-dessus les réflexions nécessaires, et de ne pas se négliger comme certaines gens.

J'en dis autant de l'appétit que nos eaux rendent quelquefois *vorace* (*obs.* 49.) Les malades s'y livrent, l'estomac se surcharge et la fièvre s'allume ; j'ai aussi plusieurs exemples de ces sortes d'accidens; ils ne doivent pas être pris pour de mauvais effets de nos eaux , au contraire, les malades n'ont droit de s'en prendre qu'à eux-mêmes, lorsqu'un médecin attentif, qui connaît la vertu stomachique de notre remède les aura avertis ; ce qu'il y a de particulier, c'est que nos eaux excitent l'appétit surtout les premiers jours ; la machine se fait peu à peu à cette sorte de *tension;*

et qu'on la satisfasse ou qu'on ne la satisfasse point, la faim ne subsiste pas long-temps violente. Il semble que l'estomac de ceux qui sont sujets à cette faim extraordinaire par suite de notre remède, passe à peu près par les mêmes changemens que souffre celui des malades qui entrent en convalescence, preuves évidentes, ce me semble, que l'estomac est mal constitué par lui-même dans ce cas, et que le médecin doit bien y prendre garde, surtout lorsqu'il veut se servir du lait qui donne quelquefois de l'appétit lui-même, mais qui, pour l'ordinaire, l'émousse de façon qu'on peut dire que, puisque le premier bon effet qu'un remède doit faire sur un pulmonique que l'on traite est de rétablir l'appétit, comme nos eaux le font tous ceux dont on n'est pas en droit d'attendre cet effet, ou qui ne le font que par *accident*, comme le lait, doivent être suspects.

On raisonne ici de la manière qui suit : nos Eaux agissent d'abord en donnant beaucoup d'appétit à des malades attaqués du poumon qu'elles guérissent ; il faut donc que des remèdes qu'on voudra substituer à nos Eaux, aient la vertu de rétablir l'estomac comme elles ; on conclut que des remèdes sans force ne peuvent pas le faire ; on ne prétend pourtant pas nier que des apozèmes rafraîchissans, l'eau et le lait lui-même, ne puissent rétablir l'appétit, et devenir stomachiques ; on sait que l'illustre M. Fizes ayant trouvé sur ses pas un médecin qui soutenait à cor et à cris la nécessité de certains remèdes chauds, dit que dans le cas dont il est question, l'eau pure pourrait être le véritable stomachique ; ceux qui ont voulu faire du bruit contre cette proposition, ne connaissent pas bien l'estomac et les excès de tension et de relâchement dont il est capable ; au reste on sent bien qu'il y a quelque exception à faire dans ce que nous avançons ; on voit quelquefois des pulmoniques qui ont beaucoup d'appétit.

OASERVATION LXI.

De vieux ulcères au poumon.

Un sujet d'un tempérament sec, après avoir craché le sang, vint à cracher du pus, qui était plus ou moins épais, jaune et puant; la fiévre et les sueurs nocturnes affaiblirent extrêmement le malade, qui était aussi sujet à des dérangemens dans le cours des urines; il passait pour pulmonique décidé; il prit nos Eaux, qui le firent d'abord cracher copieusement, qui remirent la digestion et de suite les forces; le crachement du pus cessa, la respiration devint plus libre; le malade a long-temps vécu sans aucune incommodité, et il est mort d'une maladie qui ne porta pas même à la poitrine.

OBSEROATION LXII.

Ulcères au polmon avec des obstructions.

Un jeune homme, d'un tempérament mélancolique, fut sujet à des fièvres irrégulières, à la suite desquelles il survint des gonflemens à la rate et au foie une sorte d'ictère et des bouffissures; la poitrine se prit ensuite; la toux devint violente; le sang se mêla aux crachats qui furent bientôt purulents; la fièvre devint continue; les sueurs nocturnes, la faiblesse et le défaut d'appétit mirent le comble au triste état du malade, qui se trouva enfin soulagé et guéri, sans toux, sans tumeur aux hypocondres, sans fièvre ni faiblesse, après avoir pris nos Eaux pendant *quelques semaines;* il eut une rechute sept ou huit mois après, à la suite des débauches excessives qu'il fit; il mourut en Espagne sans pouvoir user de notre remède.

Nous avons vu bien des femmes dans un état semblable à celui dont il est question dans cette observation: ce sont ici des ulcères au poumon, compliqués avec des tumeurs aux viscères, dont ils sont ou l'effet, ou la cause ; M. *Desault*, notre compatriote, médecin à Bordeaux, a fort bien écrit sur ces sortes de pulmonies qui ne sont pas rares ; mais qui sont, à dire le vrai, bien différentes des ulcères à la suite d'une inflammation, et de celles où il n'y a point d'obstruction formée dans d'autres viscères que le poulmon, qui peut lui-même être dans une sorte de marasme particulier, ou rempli de squirres irréguliers de varices, d'adhérences irrégulières, de *carnosités* ou des *carnifications* du *parenchyme* et d'autres ulcères de différente espèce, ce M. Desault n'a pas assez bien remarqué, non plus que les pulmonies entretenues par des *virus*, dont je ne parle pas ici.

OBSERVATION LXIII.

Pulmonie au dernier degré.

Un jeune homme âgé de 19 à 20 ans, fils d'un père mort pulmonique eut une toux vive et sèche, qui fut suivie d'un crachement de sang, auquel succéda le crachement de pus ; la fièvre était continue et redoublait irrégulièrement avec des frissons, des douleurs vagues à la poitrine et beaucoup de difficulté à respirer, les sueurs nocturnes épuisaient les forces ; le malade prit le lait, qui parut diminuer la toux : mais qui donna le cours de ventre, des frissons plus sensibles et un crachement de pus, plus bondant et plus fétide.

Enfin les enflures parurent ; les pieds, les jambes, les cuisses et le ventre étaient totalement bouffis ; les mains et la face l'étaient de même ; les urines coulaient avec peine et déposaient des matières comme purulentes, ce qu'elles faisaient avant même le crachement de sang, les cheveux étaient tombés, on n'attendait que la mort ; le malade fut porté aux *Eaux-Bonnes*, et y ayant bu pendant *trois semaines*, il se retira à pied, frais dispos, ayant assez d'embonpoint, il a vécu et vit encore très-vigoureux, quoiqu'il ait craché le sang quelquefois.

Ce malade alla aux Eaux avec un de ses parens, qui était dans le même état que lui, et qui y mourut après avoir *extrêmement craché*.

Je ne dois pas oublier que nos Eaux font quelquefois expectorer beaucoup de pus, sans que le malade soit soulagé; j'en ai vu au contraire qui se trouvaient mal de ces évacuations comme forcées, c'était surtout lorsque l'estomac n'avait pas commencé à se remettre; tant il est vrai qu'il doit être le premier à se rétablir dans les pulmonies, comme dans toute autre maladie.

OBSERVATION LXIV.

Autre.

Une fille ayant eu ce qu'on nomme les pâles couleurs sans avoir des obstructions marquées aux viscères, étant cependant dérangée dans ses règles, vint à cracher le sang et le pus en fort grande quantité. à s'affaiblir, à suer et à tomber dans le marasme; nos Eaux la remirent parfaitement et rétablirent les règles; elle n'a plus ressenti d'incommodité à la poitrine.

Cette observation prouve comme tant d'autres qu'il y a le plus souvent quelque évacuation qui est suspendue dans la pulmonie, nos Eaux opèrent en rétablissant cette excrétion; tantôt c'est celle de la peau (obs. 50), tantôt celle de la bile (obs. 52), celle des urines (obs. 53), celle des règles (obs. 54), et pour l'ordinaire l'estomac est en faute.

Ceci n'indique-t-il pas encore ce que nous avons tant de fois répété, que les ulcères au poumon sont quelquefois des espèces de maladies symptômatiques; et ne pourrait-on pas, lorsque nos remèdes généraux manquent, avoir recours à des cautères artificiels et externes, pour donner à celui du poumon le temps de se cicatriser. Quelques anciens, quelques étrangers et même des français se sont fort bien trouvés de cette méthode, qu'il semble que nous ayons eu tort de négliger, comme eu général nous avons négligé les cautères et les ventouses

Ce qu'il y a de bien particulier et qui m'a souvent frappé dans dans l'administration de nos Eaux, c'est le prompt changement qu'elles opèrent; de vieux ulcères hideux guérissent en *quinze jours*, en *un mois* ou *deux* (obs. 4 et 20 etc.), des pulmoniques sont soulagés en *trois semaines* (obs. 53) etc., il en est comme de certaines maladies aiguës, comme des cours de ventre qu'un vomitif donné à propos arrête sans danger et très-promptement; les maladies chroniques sont à certains égards les mêmes que les aiguës; rétablir la transpiration, empêcher que les humeurs ne se portent en quantité vers le poumon, c'est faire à peu près ce qu'on fait lorsqu'on excite un mouvement *antipéristaltique* dans l'estomac; c'est remettre l'ordre des oscillations; dès que les voies sont rétablies ou ouvertes, la nature se suffit à elle-même; mais qu'elle est cette disposition singulière qui arrête tout d'un coup la transpiration, ou une autre excrétion, et qui les dévoie vers un viscère? on dirait à voir l'effet apparent de nos Eaux, que ce n'est qu'un embarras causé par les arrêts des humeurs; heureux lorsque ces obstacles peuvent être emportés comme *d'emblée*; si les vaisseaux sont devenus calleux, si leur resserrement est insurmontable, la maladie est incurable, et nos Eaux peuvent faire alors plus de mal que de bien.

(Obs. 53 à la fin.)

Combien peu à ce compte, y a-t-il à compter sur des médicamens sans force? mais combien n'a-t-on pas à craindre de certains remèdes trop violens! il faut garder un milieu, et voilà la difficulté; il y a souvent autant à craindre en traitant un cour de ventre avec des sirops et de la manne, qu'en le traitant avec de forts astringens ; les premiers cas n'en sont pas moins *réels*, quoique les médecins soient les seuls qui puissent faire là-dessus les réflexions nécessaires, et donner moins à cette médecine des lavages et des adoucissans ; cette médecine *des sens* qui ne paraît, après tout, faite que pour amuser les malades comme des enfans

Voici une autre conformité entre les maladies chroniques, et les aiguës, les unes et les autres sont sujettes à des récidives qui viennent à la suite des dérangemens dans les évacuations ; les matières retenues vont toutes aboutir à la partie déjà *fêlée*, et il faut de nouvelles révolutions dans les excrétions pour leur faire reprendre leur route ; ce n'est pas tout que de soulager, il faudrait guérir radicalement, et c'est ce que nous ne faisons presque pas ; il faut l'avouer, nous avons des ressources pour réparer *provisionnellement* l'écoulement de certaines humeurs retenues, et pour remettre les couloirs qui sont en faute ; mais nous ne se saurions faire en sorte qu'ils ne retombent tôt ou tard, surtout dans les sujets qui sont parvenus au dernier degré d'accroissement ; je fais cette remarque, que la pratique m'a dictée plus que la lecture de certains auteurs, qui semblent être fermement persuadés qu'ils guérissent radicalement toutes les maladies ; je la fais, dis-je, pour qu'on ne nous oppose pas des rechutes survenues à la suite de l'usage de nos Eaux dans les pulmonies et bien d'autres maladies, comme je l'ai avoué (obs. 52). Ceci nous indique aussi, qu'il ne faut pas se contenter de prendre nos Eaux en passant ; il est nécessaire d'insister sur leur usage et d'y revenir de temps en temps.

Enfin, monsieur, tel est l'usage que nous faisons des *Eaux-Bonnes* ; j'ai eu l'honneur de vous dire au commencement qu'on ne s'en servait presque pas pour *l'intérieur*, avant moi ; aujourd'hui tout le monde les emploie ; la plupart de mes confrères s'en servent, et en sont très-contents ; j'ai affecté, en rapportant des observations, de placer autant qu'il m'a été possible' celles de mes confrères; il m'a paru que le public pouvait faire plus d'usage des observations de plusieurs, que de celles d'un seul; on ne serait pas obligé de me croire sur ma parole; mais on en croira plusieurs médecins; j'ai déjà parlé de M. Bergero; M. D'Orruna fait les observations 22,51; M. L'ample, l'obs. 29; M. Lostalot, les obs. 15 et 20; M. Sartou, les 43 et 49; M. de Disse, l'obs. 48; mon fils, les 16, 21, 25, 44 et 52. Il n'est aucun de ces MM. qui n'eût bien d'autres observations à donner? nous confirmons mutuellement nos remarques; j'aurais encore pu consulter MM. Larabère père el fils, Lacave, Padie, Dulom, Monclus, Lacaze, Daubons, Morlane, Borda, Sudre, Clasun, Casamajor et bien d'autres. Je dois dire aussi que deux de nos meilleurs chirurgiens, MM. Benjetac et Labat, m'ont donné d'utiles secours, et prêté leur ministère dans des cas qui exigeaient des opérations; le premier, dans les observations 17, 18, 27; le second, dans l'observation 11 : ce sont autant de témoignages non suspects.

Nous nous trouvons même souvent en occasion de retenir le peuple qui donne aveuglément et par habitude dans les remèdes qui deviennent à la mode.

On nous fera sans doute la grâce de penser que nous ne donnons pas nos Eaux pour un spécifique dans toutes sortes de maux; je n'ai pas manqué de le dire, et je dois le répéter; elles manquent bien des maladies de toutes les espèces; plusieurs pulmoniques et d'autres malades sont morts malgré leur usage; et s'il faut le dire, il y a de certaines gens qui suivant d'anciennes idées qui sont des préjugés d'autant plus enracinés, crient contre la fougue, la chaleur, et l'activité de notre remède, je me suis trouvé, dans des occasions bien délicates, à même d'essuyer des coups préparés contre l'usage des *Eaux-Bonnes*; on me répétait une longue suite de symptômes fâcheux qu'elles devaient produire ; elles échaufferont, disait-on, elles feront tomber dans le marasme et l'hydropisie ; « *siccitas*, *febris*, *sanguinis excandescentia*, *rarefactio*, *adustio*, *insomnia*, *debilitas*, *obstructiones*, *marasmus*, *hydropis*, *mors ;* on avait soin de répandre de semblables *tirades*, et il se trouvait à la fin que toutes ces calomnies *graduées*, cette *échelle de misère*, si je puis m'exprimer ainsi, et ces pronostics sinistres qu'on répandait si indécemment s'évanouissaient ; et les vertus de nos Eaux en étaient plus généralement reconnues et admirées, surtout par le public qui ne fait attention qu'à des cas frappans, qui ne sont quelquefois que des cas forts ordinaires aux yeux des connaissenrs.

Au reste je ne dis ceci que pour avoir occasion de remarquer que notre pratique n'est pas si uniforme dans notre province, qu'il n'y ait des médecins plus portés en général pour les adoucissans et les lavages, que pour les apéritifs ; ce sont des faits essentiels pour l'histoire de la médecine, et je ne veux point qu'on puisse m'accuser d'avancer des choses qui ne sont point ; il n'est que trop vrai que les médecins sont partagés, au *Béarn*, comme partout ailleurs ; je veux aussi ajouter que M. *Gouazet*, dont je parlais plus haut, croyait nos *Eaux-Bonnes* trop aqueuses ou trop faibles, pour un ulcère au poumon avec une sorte de marasme ; cette seule remarque indique assez ce que ce médecin pense sur les chroniques. Les Espagnols usent très fréquemment de nos Eaux, et ils les emploient à peu près comme nous ; bien des médecins du royaume les connaissent ; je me contente de citer, parmi ceux de la capitale ceux qu'elle nous a enlevés, nos compatriotes, MM. Lacaze, Casamajor, Borie et Medalon. Ce dernier a fait usage des *Eaux-Bonnes* dans bien des cas, entre autres dans une occasion fort délicate qui a fait du bruit dans toutes nos provinces ; les autres connaissent les vertus minérales de leur patrie; il n'est pas un d'eux dont je n'aie traité, par notre remède, des parens qui s'en sont fort bien trouvés ; me permettra-t-on de me féliciter ici d'appartenir par les liens du sang à tous ces confrères, ce qui m'empêche d'exprimer les sentimens de la patrie à leur égard !

Ce mémoire d'Antoine Bordeu, n'est pas un travail de circonstance, inspiré par la spéculation. C'est le résumé de trente années d'expérience; c'est une confidence scientifique d'un médecin à un médecin ; c'est une œuvre de conscience publiée pour la première fois, il y a cent ans; mais dont le temps n'a pas affaibli le mérite, parcequ'elle était le produit d'une longue et sage observation.

Les Eaux-Bonnes, comme tout ce qui obtient du succès, ont tenté la cupidité de la contrefaçon, qui a été jusqu'à imiter la capsule d'étain qui coiffe les bouteilles.

Mais, pour arrêter cette coupable industrie, M. Cazaux, fermier des Eaux-Bonnes, a formé un établissement pour la vente de toutes les Eaux minérales naturelles d'Europe, *Passage des Panoramas, Galerie Montmartre, n° 10.*

Toutes les bouteilles devront porter une étiquette avec la signature **CAZAUX**.

Par les arrangements qu'il a faits avec les propriétaires et fermiers des sources minérales, il peut livrer au public toutes les eaux connues, à un prix moins élevé que partout ailleurs. Par exemple, on trouvera dans son établissement l'eau de Seltz naturelle au même prix que l'eau factice, parcequ'il est le SEUL ENTREPOSITAIRE nommé par l'administration du duché de Nassau, pour l'eau de Seltz, Ems, Fachingen, etc. etc.

Eau de Selters ou Seltz naturelle.

La source minérale de Selters, située en Allmagne, dans le duché de Nassau, est sans contredit la première et la plus connue de l'Europe; sa réputation s'est répandue à la fois sur l'un et l'autre hémisphère. En effet, est-il un pays, une ville de quelque importance où l'on ne consomme point d'Eau de Selters?

Les premières notions sur cette source remontent à l'année 1,000 ; mais elle ne parvint à la grande célébrité dont elle jouit aujourd'hui, que vers le commencement du 18e siècle. Depuis cette époque : c'est-à-dire pendant une période de cent cinquante ans, l'eau de Selters a pénétré dans tous les pays du monde, et partout on n'a cessé d'en apprécier l'excellence. Ces cruchons rouge de brique, qui d'abord ne circulaient que dans un espace fort restreint, ont fini par envahir tous les chemins, par arriver dans tous les points les plus éloignés, et là où aucune autre eau minérale n'a jamais paru ; ils ont suivi l'Européen partout où celui-ci a été fonder des colonies, établir des comptoirs ou des plantations. Et c'est ainsi, disons-le dès à présent, que l'usage de l'eau de Selters prendra une extension immense, extension en rapport avec les progrès de la colonisation des Européens dans toutes les parties du monde.

Déjà, sur les rives du *Gange* et de l'*Indus*, l'eau de Selters est connue pour être la boisson la plus rafraîchissante, la plus efficace contre la chaleur brûlante des tropiques ; les colons des îles de l'*Archipel* indien, d'*Adelaïde* et de *Sidney*, la regardent comme le don le plus précieux que l'Europe puisse leur faire. Aussi, dans ces derniers temps, l'eau de Selters et les vins du Rhin ont-ils trouvé en Orient et dans le Nouveau-Monde leurs plus vastes débouchés. Cette source envoie son eau, par la voie des vaisseaux marchands, jusque dans les contrées méridionales de la Nouvelle-Hollande, dans les presqu'îles de *Kangaroo* et de *Tasmanie*, où le colon l'appelle à son aide, soit pour pouvoir résister à l'ardeur du soleil, soit pour rétablir sa santé altérée par un climat brûlant.

Les quantités expédiées dans l'Amérique du sud et dans les États-Unis ne sont pas moins considérables. Partout dans le Nouveau-Monde on vous sert de l'eau de Selters, depuis *New-York* jusqu'à *Rio-Janeiro ;* vous pouvez en demander à *Lima*, à *Valparaiso*, à *Saint-Iago*, tout comme à *Baltimore* et à *Philadelphie*. Malgré ces longs voyages qu'elle fait sur mer et sur terre, voyages pendant lesquels elle est obligée de rester dans des cruchons en terre cuite, les témoignages les plus authentiques se réunissent pour prouver qu'elle arrive dans tous les pays, sous tous les climats, sans être aucunement altérée, sans avoir perdu aucune de ses propriétés ; elle arrive à *Paris*, à *Londres*, à *Vienne*, sur les bords de la *Méditerranée*, à *Pétersbourg*, à *Stockholm*, à *Copenhague*, aussi perlée qu'on la boit sur les bords du *Rhin* et du *Mein*. Et l'expérience vient tous les ans nous démontrer que les efforts de la chimie industrielle et de la spéculation pour fabriquer et répandre l'eau de Selters factice n'ont fait, surtout dans ces derniers temps, qu'augmenter les commandes et multiplier les envois d'eau de Selters véritable : le charlatanisme a beau vanter ces sortes de contrefaçons ou vouloir faire adopter des eaux minérales de qualités bien inférieures, les unes et les autres tombent de plus en plus en discrédit.

M. Caventou, *dans ses considérations chimiques et médicales sur l'eau de Selters naturelle comparée à l'eau de Selters factice*, consacre plusieurs pages à des considérations médicales sur l'eau de Selters; « remède aussi efficace, dit-il, dans un grand nombre de maladies déclarées, que boisson hygiénique d'un effet salutaire.

« En effet, dit M. *Caventou*, nous ne pensons pas qu'il existe d'eau minérale qui convienne à un plus grand nombre d'individus. Elle restaure sans irriter, favorise les sécrétions, celles particulièrement des membranes muqueuses, et excite surtout les voies urinaires. Aussi réussit-elle parfaitement chez les personnes affectées de catharres chroniques, ainsi que chez les individus qui ont une disposition à la gravelle ou à la pierre. Il est d'expérience qu'elle constitue généralement un des meilleurs moyens de modérer la fièvre étique qui accompagne les suppurations internes, surtont lorsqu'on l'administre coupée avec du lait. Elle exerce une action spéciale sur le système biliaire, et détruit souvent avec une promptitude remarquable les désordres qui s'y manifestent. Aussi est-elle recommandée avec raison dans certaines maladies du foie, dans les diarrhées bilieuses et dans les vomissements bilieux. Mais dans aucune maladie l'eau de Selters ne s'est montrée plus fréquemment salutaire que dans la phthisie pulmonaire, et notamment dans la phthisie catarrhale ou muqueuse.

« On l'emploie avec un succès marqué contre divers désordres de la menstruation et du système hémorrhoïdal : contre certains écoulements, enfin elle devient un moyen précieux dans la plupart des inflammations chroniques de l'estomac.

« On peut recommander généralement l'eau de Selters comme une boisson des plus salubres dans les climats chauds, et dans les cas où l'on redoute la mauvaise qualité de l'eau dont on est obligé de se servir pour boisson. Sous ce dernier rapport elle devient de la plus grande utilité aux navigateurs. Aussi la range-t-on, à juste titre, au premier rang des préservatifs du scorbut et de la dyssenterie. »

Pour que l'eau de Selters fasse l'effet qu'on en attend, voici quelles sont les règles les plus généralement suivies. Les personnes qui ne souffrent point de la poitrine, doivent prendre dès le matin, à jeun, la moitié d'un cruchon d'eau de Selters pure et froide, dans l'espace d'une heure. Si la saison et le temps le permettent, il est bon de la prendre en se promenant lentement à l'air libre. Cependant, l'expérience a prouvé qu'on peut pour cela rester assis dans sa chambre, et même boire tout en écrivant. Si l'on souffre de la poitrine, ou qu on ait l'estomac trop délicat pour supporter l'eau froide le matin, on peut ajouter à chaque verre un quart de lait chaud, ou du thé de menthe poivrée avec du sucre, de sorte que le mélange soit tiède. Beaucoup de personnes prennent plusieurs verres le soir, quatre à cinq heures après avoir diné; d'autres le soir, peu de temps avant de se mettre au lit, ce qui leur procure un sommeil calme et profond. Celui qui boit de l'eau de Selters pour se guérir d'une maladie, doit en prendre un cruchon ou même plusieurs par jour, jusqu'a ce qu'il soit rétabli ; alors la quantité pourra être réduite, l'usage de cette eau ne devant plus servir qu'à prévenir une rechute.

Nous ne saurions passer sous silence une application particulière de l'eau de Selters, qui mérite d'être généralement connue : nous voulons parler de son emploi pour rinser la bouche. Toutes les personnes qui en ont fait usage pour cet effet, s'en sont parfaitement trouvées : non-seulement elle nettoie les dents et les gencives des matières muqueuses qui s'y déposent, mais encore elle rafraîchit et fortifie les gencives, conserve aux dents leur émail, et se montre surtout très-propre à en arrêter la carie. Aussi l'eau de Selters est-elle devenue pour bien des dames un objet indispensable de toilette.

Où trouver une boisson plus agréable, plus désaltérante, plus rafraîchissante que l'eau de Selters coupée avec du vin ? Ce mélange est en même temps un médicament diététique recommandé par tous les médecins. Pour en augmenter l'agrément par un dégagement rapide et spontané du gaz acide carbonique, on a l'habitude d'y ajouter encore du sucre en poudre. Ainsi combinée, l'eau de Selters devient une boisson dont l'action est salutaire pour le plus grand nombre. Si, accablé par la chaleur, ou au sortir d'un travail manuel ou intellectuel qui a épuisé vos forces, vous en buvez un verre tout d'un trait, au moment où l'effervescence se produit avec toute sa vivacité, bientôt vous se itirez vos forces renaître, et tous vos organes, tous vos membres reprendre leur vigueur.

Vaugirard, imp. de J. DELACOUR et Cie., rue de Sèvres, 94.

EAU DE SELTZ NATURELLE,

AU MEME PRIX QUE L'EAU FACTICE,

Passage des Panoramas, Galerie Montmartre,

N° 10,

SEUL DÉPOT *D'Eaux-Bonnes* Naturelles.	**APRÈS LE** **PHARMACIEN.** CHEZ	SEUL DÉPOT *D'Eaux de Seltz* Naturelles. etc.

CAZAUX ET Cie

Fermiers des Eaux bonnes, seuls entrepositaires des Eaux minérales naturelles de SELTZ, FACHINGEN, EMS, SCHWALBACH, WEILBACH, ÉVIAN, *etc.*

DÉPOT CENTRAL DE TOUTES LES EAUX MINÉRALES DE FRANCE ET DE L'ÉTRANGER.

PRIX COURANT des principales Eaux minérales naturelles.

	f.	c.
Balaruc	1	50
Barèges	1	25
demi	1	»»
Bonnes	1	25
demi-litre	1	»»
1/4	»	75
Bourbonne-Les-Bains	1	»»
Bussang	»	90
Cauterets	1	25
demi	1	»»
Chateldon	1	»»
Chatelguyon	1	25
Contrexeville	1	»»
Ems	1	»»
Enghien	»	90
Forges	»	90
Marienbad	2	25
Mont-d'Or	1	25
demi	1	»»
Passy	1	»»
Plombières	1	50
Pougues	1	»»
Pullna	2	25
demi	1	50
Pyrmont	2	»»
Sedlitz.	2	50
Seltz, (le grand cruchon contenant deux bouteilles d'eau factice	»	75
Spa.	1	50
Vichy.	1	»»
Pastilles d'Eaux-bonnes naturelles, la boîte :	1	50

NOTA. LES EAUX SONT TOUJOURS VÉRITABLES, FRAICHES ET A UN PRIX MOINS ÉLEVÉ QUE PARTOUT AILLEURS.

www.ingramcontent.com/pod-product-compliance
Ingram Content Group UK Ltd.
Pitfield, Milton Keynes, MK11 3LW, UK
UKHW020955180726
13838UKWH00003B/1335